传染病防控

知识简明读本

CHUANRANBING FANGKONG
ZHISHI JIANMING DUBEN

刘金权　仝麟龙　主编

中原农民出版社

·郑州·

图书在版编目(CIP)数据

传染病防控知识简明读本/刘金权,仝麟龙主编. —郑州：
中原农民出版社,2020.6
ISBN 978 - 7 - 5542 - 2289 - 8

Ⅰ.①传… Ⅱ.①刘…②仝… Ⅲ.①传染病防治 – 基本
知识　Ⅳ.①R183

中国版本图书馆 CIP 数据核字(2020)第 069376 号

传染病防控知识简明读本

出版:中原农民出版社

地址:河南省郑州市郑东新区祥盛街 27 号 7 层

邮编:450016　　　　　　　　**电话:**0371 – 65788677

发行单位:全国新华书店

承印单位:河南省邮发印刷有限责任公司

开本:890mm×1240mm　　A5

印张:7

字数:173 千字

版次:2020 年 11 月第 1 版　　　　**印次:**2020 年 11 月第 1 次印刷

书号:ISBN 978 - 7 - 5542 - 2289 - 8　**定价:**20.00 元

　本书如有印装质量问题,由承印厂负责调换

内容提要

　　传染病就像一个黑色幽灵,时常威胁着人类的健康,是人类健康乃至生存的大敌。本书尊崇依法防控、科学防控的理念,采用问答的形式,分传染病基础知识、法定管理传染病、常见非法定管理传染病三部分进行讲解。详述了传染病的病因、临床表现、传播途径、预防措施、消毒方法、预防接种知识等。本书语言简练,方便阅读参考。希望读者能够从中学到必要的传染病防控知识,从自身做起,改掉不文明的生活习惯,预防和遏制传染病的暴发与传播。

目录 |

传染病基础知识

法定管理传染病

传染病基础知识

◆什么是传染病

传染病是具有传染性和免疫性等特点，通过一定的传播途径进行播散，在一定条件下可造成流行的一种特殊类型的感染病。

在自然界生长着大量我们肉眼看得见或看不见的微小生物，称为微生物。大多数微生物无致病性，有的对人还有益处，而且是必需的，那些能使人或者动物致病的微生物称为病原微生物。我国根据病原微生物的传染性、感染后对个体或者群体的危害程度，将病原微生物分为四类。第一类是指能够引起人类或动物非常严重疾病的微生物，以及中国尚未发现或已经宣布消灭的微生物；第二类是指能够引起人类或动物严重疾病，比较容易直接或间接在人与人、动物与人、动物与动物之间传播的微生物；第三类是指能够引起人类或动物疾病，但一般情况下对人、动物或环境不构成严重危害，传播风险有限，实验室感染后很少引起严重疾病，并且具备有效治疗和预防措施的微生物；第四类是指在通常情况下不会引起人类或动物疾病的微生物。

引起疾病的微生物和寄生虫统称为病原体。简单地说，传染病是由病原体感染人体后产生的有传染性的疾病。

◆我国法定管理的传染病有哪些

《中华人民共和国传染病防治法》将依法管理的传染病分为甲、乙、丙三类。

甲类传染病是指:鼠疫、霍乱。

乙类传染病是指:传染性非典型肺炎(严重急性呼吸综合征,SARS)、艾滋病、病毒性肝炎、脊髓灰质炎(小儿麻痹症)、人感染高致病性禽流感、麻疹、流行性出血热、狂犬病、流行性乙型脑炎(乙脑)、登革热、炭疽、细菌性和阿米巴性(阿米巴)痢疾、肺结核、伤寒和副伤寒、流行性脑脊髓膜炎(流脑)、百日咳、白喉、新生儿破伤风、猩红热、布鲁氏菌病、淋病、梅毒、钩端螺旋体病(钩体病)、血吸虫病、疟疾。

丙类传染病是指:流行性感冒(流感)、流行性腮腺炎、风疹、急性出血性结膜炎、麻风病、流行性和地方性斑疹伤寒、黑热病、包虫病、丝虫病,除霍乱、细菌性和阿米巴性痢疾、伤寒和副伤寒以外的感染性腹泻病。

2020 年 1 月 20 日,中华人民共和国国家卫生健康委员会发布 2020 年第 1 号公告,将新型冠状病毒感染的肺炎纳入《中华人民共和国传染病防治法》规定的乙类传染病,并采取甲类传染病的预防、控制措施;将新型冠状病毒感染的肺炎纳入《中华人民共和国国境卫生检疫法》规定的检疫传染病管理。

◆常见的传染病有哪些

随着时代的变迁和疫苗的应用,有些传染病发病率已经很低了,而新的传染病又不断出现。比较常见的传染病有:新型冠状病毒肺炎、人感染高致病性禽流感、流行性感冒、肺结核、水痘、流行性腮腺炎、脊髓灰质炎、麻疹、百日咳、病毒性肝炎、流行性乙型脑炎、丝虫病、血吸虫病、急性出血性结膜炎、狂犬病、艾滋病、手足口病及感染性腹泻病等。

◆ 传染病的分类依据是什么

对传染病进行分类管理是为了根据传染病的病原体、传播途径及感染程度等来采取隔离和控制手段，以减少疾病的蔓延。

对传染病进行分类，主要依据以下几个方面：一是遵循国际统一的分类方法。目前世界卫生组织认定的甲类传染病有鼠疫、霍乱和黄热病。因截至目前我国没有发生过黄热病，故我国规定的甲类传染病只有鼠疫与霍乱两种。二是要根据病原体的传播方式、速度、危害程度以及人群易感范围等情况进行科学分类。甲类传染病传染性强、传播速度快、人群普遍易感，是病因、传播途径、预防措施等已明确的传染病。而乙类传染病在传染性、传播速度、人群易感范围等方面较甲类要弱些，属于还在监测中的传染病。

◆ 传染病有什么特征

传染病与其他疾病的主要区别在于其具有下列4个基本特征：

（1）有病原体　每一种传染病都是由特异性的病原体引起的。病原体包括微生物与寄生虫。医生诊断传染病时会想法找到或证实病原体存在。病原体找到了，这种病就可以确诊了。

（2）有传染性　这是传染病与其他感染性疾病的主要区别。传染性意味着病原体能通过某种途径感染他人。

（3）有季节性、地方性和人群选择性　不少传染病的发病率在一年的某个季节升高，这个特征为季节性。季节性主要与气温的高低和有无昆虫等传播媒介有关。如流行性乙型脑炎主要发生于夏、秋季，与当时的气温适宜传播媒介——蚊虫的滋生繁殖有关；呼吸道传染病多见于冬、春季，与气温变化大，天气变化无常，导致呼吸道黏膜抵抗力下降有关；肠道传染病多见于夏、秋季，与气温较高，湿度大，有利于病菌的繁殖，食物易受污染有关。有些传染病或寄生虫病，由于地理条件、气候条件、传染源和传播媒介的特殊分布等原因，常局限于一定的地区发生，称为地方性传染病，如丝虫病、血吸虫病、黑热病等。有些传染病常在一定的人群发生，如百日咳、麻疹、流行性腮腺炎等儿童多发；有些病青壮年易患，如钩端螺旋体病等。

（4）有感染后免疫　人体感染病原体后，无论是显性或隐性感染，都能产生针对病原体及其产物（如毒素）的特异性免疫。保护性免疫可通过抗体（抗毒素、中和抗体等）检测而获知。感染后免疫属于自动免疫，通过抗体转移而获得的免疫属于被动免疫。感染后免疫的持续时间在不同传染病中有很大差异。一般来说，病毒性传染病（如麻疹）的感染后免疫持续时间最长，往往保持终身，但也有例外（如流感）。细菌、螺旋体、原虫性传染病（如细菌性痢疾）的感染后免疫持续时间通常较短，仅为数月至数年，也有例外（如伤寒）。蠕虫病感染后通常不产生保护性免疫，因而往往产生重复感染（如蛔虫病）。

◆病原体侵入人体后一定使人发病吗

　　病原体通过各种途径进入人体，人体对这些"敌人"展开攻击，感染的过程就是双方斗争的过程。根据人体防御能力的强弱和病原体

数量及毒力的强弱,斗争最终会出现以下5种结果:

(1)病原体被消灭　病原体侵入人体后,由于人体外部和内部防御能力的作用,使病原体处于不利于生长、繁殖与存活的环境条件下,或在入侵部位或在体内被消灭,如胃酸能杀死进入胃中的病菌,以免肠道感染。人体感染以后或预防接种后产生的抗体能将侵入人体的病原体中和或杀灭。当人体抵抗力处于绝对优势时,病原体虽然侵入人体,也不会发病。

(2)隐性感染　又称亚临床感染,病原体侵入后,人体抵抗力处于优势时,病原体对人体的损害较轻,人体很容易将其击败,不出现或仅有不明显的症状,有时通过实验室检查,才发现人体对某种入侵的病原体产生了特异性免疫。

(3)病原携带状态　当病原体侵入人体,人体抵抗力与病原体势均力敌时,病原体不会使人出现症状,但人体又不能将其消灭,二者和平共处,但在特殊条件下可致病或排出体外而成为传染源。按病原体种类不同而分为带病毒者、带菌者与带虫者等。许多传染病,如伤寒、细菌性痢疾、白喉、流行性脑脊髓膜炎和乙型肝炎等,都可以形成病原携带状态。

(4)显性感染　又称临床感染,当人体抵抗力小于病原体的致病力时,敌强我弱势必使人发病,即出现所谓的显性感染。显性感染可呈现轻、重、急、慢各种不同类型,各型之间可以转化,其结果可能是痊愈、慢性化或死亡。

(5)潜伏性感染　病原体潜伏于体内某些部位,既未被机体清除,又不引起明显症状、体征,但当机体免疫功能低下或有其他诱发因素时则可引起显性感染。常见的潜伏性感染有疟疾、肺结核等。在此期间病原体一般不排出体外,这是与病原携带状态的不同之处。

上述感染的5种表现形式,一般来说,隐性感染最常见,病原携带状态次之,显性感染比例最小。

◆什么是潜伏期

病原体侵入人体以后,需要在人体内转移、定位、繁殖、产生毒素,引起人体组织损伤和功能改变,直至使人出现症状,这需要一个过程,所以从病原体进入人体起,到开始出现症状为止这一段时间,称为潜伏期。每一种传染病的潜伏期都有一个范围(最短、最长),不同的传染病潜伏期长短不一,有的仅数小时,有的数月,甚至数年、数十年,但大多数在数日内。多数传染病的潜伏期一般是比较恒定的,这有助于传染病的诊断,并为确定传染病的检疫期提供重要依据。潜伏期短的传染病,流行时往往呈暴发态势。有些病在潜伏期末已具有传染性。

◆什么是传染期

传染病患者排出病原体的整个时期称为传染期。少数传染病在潜伏期末已具有传染性,所有传染病在出现症状时已具有很强的传染性。一般来说,在症状最明显、病情最严重时,传染性最强。当病情缓解、症状消失时,传染性也随之减弱或消失。每种传染病的传染期都相对固定,传染期是隔离患者的重要依据。

◆传染病是如何传播的

病原体侵入人体使人发病,患者又不断排出病原体,后者通过一定的途径再进入别的人体导致感染。如此病原体在人群中传播,最终造成整个群体发病。因此,传染病的传播过程需要具备 3 个基本环节,即传染源、传播途径和易感人群。若切断任何一个环节,传染病就不会发生流行。

◆ 何谓传染源

传染源是指病原体已在体内生长繁殖并能将其排出体外的人或动物。传染源包括以下 4 种:

(1)患者　急性患者借其症状(喷嚏、咳嗽、呕吐、腹泻等)而使病原体排出体外,症状越明显,传染性越强。因为这时身体排出的病原体数量最多,从而感染周围人群的机会也最多。慢性患者可长期污染环境。

(2)隐性感染者　在某些传染病中,如脊髓灰质炎,隐性感染者也能排出病原体。

(3)病原携带者　在有些传染病中,病原携带者是最主要的传染源,如伤寒、细菌性痢疾等。

(4)受感染的动物　某些动物间的传染病,如狂犬病、鼠疫等,也可传给人类,引起人类传染病。

◆ 传染病的传播途径有哪些

病原体离开传染源后,到达另一个易感者的途径,称为传播途径。每一种传染病的传播途径各不相同,同一种传染病在各个具体的病例中的传播途径也可以不同,还可以有一种以上的传播途径。了解传染病的传播途径对于预防传染病是十分重要的。

传染病主要的传播途径有以下 6 种:

（1）通过飞沫、尘埃、气溶胶传播　这主要见于以呼吸道为侵入门户的传染病，如新型冠状病毒肺炎、麻疹、白喉、猩红热、百日咳、流行性感冒等。在患者讲话、咳嗽、喷嚏时，便可以从鼻咽等部位喷出大量含有病原体的黏液飞沫，这些飞沫悬浮于空气中，被易感者吸入就造成传染。

（2）通过水、食物、苍蝇传播　主要见于以消化道为侵入门户的传染病，如伤寒、细菌性痢疾、霍乱等。传染源的分泌物、排泄物直接或间接（苍蝇的机械搬运）地污染水源或食物，易感者由于饮水和进食，经口由消化道传播。

（3）通过手、用具、玩具传播　又称日常生活接触传播，可分为直接接触传播和间接接触传播。直接接触传播是指传染源与易感者直接接触而不需任何外界因素所造成的传播，如性病、狂犬病等。间接接触传播是指由传染源的分泌物或排泄物污染日常生活用品所造成，如被污染的毛巾传播急性出血性结膜炎，儿童的玩具、餐具传播猩红热，动物皮毛传播炭疽、布鲁氏菌病等。

（4）通过吸血节肢动物传播　又称虫媒传播，可分为两种：一种是病原体在吸血节肢动物体内繁殖，然后通过吸血活动将病原体传递给易感者，如鼠疫、流行性斑疹伤寒、流行性乙型脑炎等；另一种是病原体须在节肢动物体内完成其生活周期的某一阶段，然后才能有传染性，如疟疾、丝虫病、黑热病等。

（5）通过血液、体液、血液制品传播　是指经输血和血液制品或被患者的体液、血液污染的医疗器械及其他物品等所引起的传播，常见于乙型肝炎、丙型肝炎、艾滋病等。

（6）通过土壤传播　当病原体的芽孢、寄生虫的幼虫或虫卵污染了土壤，再通过多种方式侵入易感者，这时土壤就成了传播途径。常见于破伤风、炭疽等。

◆什么是气溶胶传播

气溶胶是指悬浮在大气中的固态粒子或液态小滴物质的统称。飞沫和气溶胶是根据颗粒物的直径来区分的。世界卫生组织建议将5微米作为颗粒物的区分值,直径大于5微米为飞沫,直径小于5微米为气溶胶。如果气溶胶含有活的病原微生物,既可以在空气中悬浮,又可以长距离传播。

含病毒的气溶胶可能沿中央空调、下水道系统等相对封闭的循环系统进入房间。需要特别注意的是中央空调会使空气交叉流动造成空气污染,传播疾病。

◆什么是垂直传播

病原体经过母体卵巢、子宫或胎盘、分娩、初乳等方式传染给胎儿或婴儿,使其感染,称为垂直传播,又叫作母婴传播。如孕妇在妊娠头3个月内感染风疹,病毒可以通过胎盘传染给胎儿,使胎儿发生各种先天性畸形;乙型肝炎病毒携带者,尤其乙型肝炎 e 抗原(HBeAg)阳性的孕妇,可通过分娩、哺乳将疾病传染给婴儿;艾滋病孕妇也可通过胎盘将艾滋病传染给胎儿。以上这些都是垂直传播。

◆什么是性传播? 什么是性传播疾病

性传播是以性行为为主要传播方式的传播途径。过去仅把由性交直接接触传染的4种病,即淋病、梅毒、软下疳及性病淋巴肉芽肿称为性病。1976年,世界卫生组织规定:凡与性行为、性接触密切相关的各种传染病统称为性传播疾病(STD)。除前4种外,还包括尖锐湿疣、非淋菌性尿道炎、腹股沟肉芽肿、生殖器疱疹、阴虱病、阴道毛滴虫病、念珠菌病、疥疮、传染性软疣、细菌性阴道病、股癣、阿米巴病、乙型肝炎、艾滋病等。1983年11月,在日内瓦召开的专家会议上,确定用"性传播疾病"代替过去使用的"性病"一词。现在发现通过性交传播的疾病很多,至少有50种微生物所感染的疾病,但部分疾病性交传播只是其中途径之一,故未列入监测病种。我国已规定将淋病、梅毒、尖锐湿疣、非淋菌性尿道炎、生殖器疱疹、软下疳、艾滋病等数种疾病作为我国的性传播疾病监测病种。

◆什么是医源性传播

医源性传播的方式有两种:一种是由于医疗器械消毒不严,被病原体污染后,在对他人进行注射、手术、检验、检查时,使易感者感染;另一种是药、血制品或生物制品被病原体污染后,再用于他人而引起疾病传播。医源性传播的原因,都是由于医疗卫生单位制度不严、管理混乱造成的。常见的医源性感染有梅毒、疟疾、乙型肝炎、丙型肝炎、丁型肝炎、庚型肝炎和艾滋病等。

◆什么是易感者和易感人群

前面我们在不少地方提到了易感者,那么,什么是易感者呢? 对某一传染病缺乏特异性免疫力的人称为该病的易感者。在某一特定人群中,易感者的比例决定该人群的易感性,当这一比例达到一定值时,这些人就称为易感人群,也称人群易感性。以种卡介苗为例,某个人群中的人都种过卡介苗,这个人群对结核病已经产生免疫力,因此这个人群对结核病也就没有易感性了;如果在某个人群中仅一小部分人种过卡介苗,也就是说,仅有一小部分人对结核病产生了免疫力,而大多数人未种卡介苗,对结核病没有免疫力,结核病易感者较多,这个人群对结核病的易感性就高。易感者的比例在人群中达到一定水平时,如果又有传染源和合适的传播途径,则这种传染病的流行就很容易发生。人体感染某些传染病后产生的免疫力很巩固,如麻疹,经过一次流行之后,要等几年当易感者比例再次上升至一定水平时,才发生另一次流行。通过预防接种,可把易感者的水平降至最低,就能使传染病不再发生流行,甚至消灭。

◆自然灾害后容易发生哪些传染病

随着全球气候变暖、世界人口增多、环境污染、生态失衡以及战争等因素的影响,近些年自然灾害频繁发生。在洪涝、干旱、地震等自然灾害发生时,免不了房倒屋塌造成环境破坏和污染,野生动物或家畜死伤造成病原微生物滋生,水资源和食物被污染及造成短缺,灾区居民身体对疾病的抵抗力下降,所以一般来讲,大灾之后有大疫,大灾之后要防大疫。

自然灾害发生后,容易发生以下传染病:①由水、食物和苍蝇传播的肠道传染病,如霍乱、伤寒、细菌性痢疾、病毒性肝炎。②由虫媒传播的流行性乙型脑炎、疟疾。③动物源性传染病,如流行性出血热、钩端螺旋体病、炭疽等。④接触性传染病,如急性出血性结膜炎。

◆为什么新的传染病不断出现

在漫长的人类历史长河中,传染病一直是严重威胁人类健康和生命的疾病,是人类生存的大敌。而且经常是一种传染病被消灭、被控制,另一种新的传染病又出现。近几年又发现了数十种新的对人类危害更大的传染病,如O139霍乱、埃博拉出血热、登革热、传染性非典型肺炎等,因此传染病的防治工作仍是我国卫生工作的重点。

新的传染病是由新的病原体出现引起的。研究人员指出,新的病原体,比如病毒的出现有4种可能,以引起传染性非典型肺炎的冠状病毒变种为例:①可能早先存在于人体,不造成严重疾病的冠状病毒,受某种因素的影响发生了基因变异,从而演变成了更具攻击性的病毒。②一种冠状病毒与其他病毒交换了遗传物质,由此变得极具杀伤性。③一种动物的冠状病毒"跃迁"到人体,这种跃迁有时是偶然的、是恶性的。科学家发现这样一种现象,即一种病毒和它的"老伙伴"有可能相互适应达到共存,和平共处,但是如果进入"新伙伴"体内,二者就会相互斗争。④生物恐怖,一个老病毒有可能在实验室里通过基因改造成为新病毒,"逃出"实验室或被故意释放。

新传染病总会不断出现,这是我们无法逃避的现实。面对新的传染病的暴发,恐慌是没有用的,恐慌不会让传染病消失。我们要相信科学,依靠科学,用科学的方法,紧握三个有力武器,来抵御疾病,保护自己,战胜疾病。

第一个武器是管理和控制传染源。

第二个武器是切断疾病的传播途径。

第三个武器是保护易感人群。

◆诊断疾病为什么要进行实验室检查

病原体进入人体,对人体产生一些破坏作用。通过实验室检查,可以了解患者哪个部位受到了损伤,是由什么引起的,从而进行诊断和治疗。比如肝炎病毒侵入体内并损害肝脏,导致人体血液中的转氨酶(氨基转移酶)升高,由此医生可以根据转氨酶升高作出肝损害的诊断,然后给予保肝治疗。再比如致病菌经口感染肠道引起腹泻,通过粪便常规检查可发现炎症细胞,证明腹泻是由病菌引起的,就可以排除由其他饮食因素(如消化不良)引起的腹泻,这是很重要的鉴别依据。

还有,病原体侵入人体,人体势必作出一些防御性反应,比如血液中炎症细胞增加或针对某种病毒的特异性抗体生成。通过血常规检查能确定是什么病原体感染,还可以了解人体的防御(抵抗)能力,对诊断和治疗有很大的帮助。

因此,去医院看病时,最好能听从医生的意见,不要怕麻烦或怕花钱而拒绝实验室检查,要积极地配合医生,尽快找出病因,及时诊断,及时治疗。

◆CT 肺部检查为何成为诊断肺炎的依据

CT 就是电子计算机断层扫描术,是由 X 线发展而来的。它的分辨率和定性诊断的准确率远高于一般的 X 线。一般来说,几乎所有的器质性疾病都可以进行 CT 检查。如 CT 检查发现肺炎,咽拭子通过实时荧光反转录聚合酶链反应(RT‑PCR)可检测到新型冠状病毒的核酸为阳性,新型冠状病毒肺炎诊断就可以确立。

◆细菌培养和药敏试验有哪些作用

引起传染病的细菌是有生命现象的活的微生物,在侵入人体使人发病的同时也会在人体内生长繁殖。若将病变部位含有细菌的分泌物、痰液或感染者的血液、粪便、尿液接种在富有营养的培养基上,再给予适合其生长的温度、湿度,使细菌在培养基上生长出来,这样就可抓到真凶,找到病原是确定传染病的诊断依据。下一步医生再将这些病菌种在含有各种抗菌药物的培养基上,如果病菌在这种培养基上生长良好,说明这种药对病菌没有抑制生长作用;如果培养基上没有细菌生长,说明这种药可以抑制细菌生长。医生也是利用这种药物敏感试验的方法来选择更有效的抗菌药物的。

◆怎样护理传染病患者

烈性传染病是不允许在家治疗的,必须住院隔离治疗,这一点国家是有法律规定的。但有些传染病如监测传染病,患者可在家隔离治疗,这就需要我们掌握一些护理常识,既能护理好患者,又能防止传染病扩散,还能保护好自己。对于患者用过的物品和排泄物的消毒办法,我们将在以后的题目中向大家叙述,这里我们先重点谈谈如何护理患者。

(1)发热 对发热患者要勤测体温,应每隔半小时到1小时测1次体温,观察其升降情况,以判断病情变化。体温越来越高,说明病情没减轻或加重了;体温有下降趋势表示病情在减轻。体温在39℃以上高热不退时,采用头部冷敷、温水擦浴等物理降温措施,必要时给予小剂量解热镇痛药,应避免出汗过多引起虚脱。退热药本身不治病,只能暂时退热。所以对于传染病来说主张积极治病,不主张积极退热。

发热时要少活动多休息,室内经常通风换气,保持空气清新,整洁卫生,安静舒适。发热时宜给予营养丰富、易消化的流质或半流质饮食,供给足量水分,口服液量不足可静脉补液。

加强皮肤、口腔护理,保持衣服和被褥清洁干燥,出汗后应更换内衣。高热患者易发生口腔溃疡,可用生理盐水漱口或涂些冰硼散。

(2)咳嗽 是呼吸道的一种防御功能,若有细菌或灰尘等异物进入呼吸道时,通过咳嗽能将这些异物咯出来,以保持呼吸道通畅和不受侵犯。如果呼吸道有炎症,产生了很多分泌物,如痰,那么咳嗽能将痰咳出,有利于炎症消散。所以,气管内有异物、有痰或在疾病的早期应鼓励患者咳嗽、咯痰,一般不用止咳药。要注意观察痰量和颜色,对患者咯出的痰要随时消毒。

如果干咳影响生活和休息,可给予镇咳药,如喷托维林氯化铵糖浆(咳必清糖浆)等。

(3)呕吐 患者呕吐时应采取侧卧位或将头侧向一边,这样可以避免呕吐物呛入气管而窒息或引起吸入性肺炎;呕吐时可以轻拍患者背部,以减轻痛苦;呕吐后可用温开水漱口,并擦去嘴角边的呕吐物,以免呕吐物流入耳内。将呕吐物取样送化验,并进行随时消毒。

患者呕吐以后,胃不受食,故不宜立即进食,应该躺下休息一会儿,待症状缓和后,再给予清淡多汁的饮食。恶心呕吐明显或反复呕吐时,可嚼些生姜,有止吐作用。呕吐严重者,口服甲氧氯普胺(胃复安)或多潘立酮(吗丁啉)有镇吐作用。

(4)腹泻 患者腹泻时不必禁食,应该少食或调整饮食,若有食欲可以吃些营养丰富、易消化的食物,忌吃生冷、油腻难消化的食物。严重腹泻时排便次数过多,粪便反复刺激肛门周围皮肤,能引起肛门周围皮肤发红,甚至溃烂。因此,便后应先用温水冲洗肛门周围,然后擦干,再涂些植物油以保护皮肤。便次、便量多时,应注意多喝糖盐水,预防脱水。

护理腹泻患者时要注意观察腹泻病情变化,分别记录呕吐、腹泻及排尿的次数和数量,记录进食、饮水的次数和数量。注意对腹泻粪便进行取样化验和随时消毒。任何原因引起的腹泻都可以服用蒙脱石散(思密达)、双歧杆菌活菌胶囊(丽珠肠乐)、枯草杆菌二联活菌颗粒(妈咪爱)。前者主要作用是保护消化道黏膜,后两者可以补充肠道有益菌群,对腹泻的恢复颇有裨益。

(5)皮疹　患者出皮疹时,要注意观察皮疹的形态、出疹顺序和分布情况,以协助诊断。保持皮肤清洁,可用温水清洗皮肤,禁用肥皂水擦洗。衣服勤洗勤换,保持床铺干燥、柔软、清洁。将患者指甲剪短,以免抓破皮肤。瘙痒较重时,可用炉甘石洗剂涂搽局部。皮肤脱皮时,可用消毒剪刀修剪,不可用力撕扯,以防撕破皮肤导致出血、感染。

◆传染病能否完全治愈

传染病都是由病原微生物和寄生虫引起的,只要用一些相对应的药物把它们杀死,病就治好了。虽然现在缺乏特效杀病毒药物,但是大多数病毒的自然寿命都很短,多为 1~2 周,所以患者只要能抗过发病后的头 2 周,待病毒自然灭亡,就可能会好转或痊愈。最好的例子就是风疹,该病无特效药治疗,但过 7~10 天也能痊愈。对大多数传染病来讲,只要把病原体杀死,就能把病治好。但是病原体在被杀死之前,会对人体组织造成破坏,其产生的毒素也会损伤人体组织,故有时虽然最后把病原体都杀死了,原来被破坏的组织却不能完全恢复,会留下后遗症。如流行性乙型脑炎会留下痴呆或肢体瘫痪等后遗症,脊髓灰质炎会留下肌肉萎缩和肢体畸形等后遗症,流行性腮腺炎有可能会导致男性不育。所以,对传染病应该早发现、早治疗。

◆哪些传染病容易复发

某些传染病患者的病情已经进入恢复期,主要症状已消失,体力、食欲逐渐恢复正常已接近痊愈时,体内尚存的少数病原体又复活,再次出现该病的症状,称为复发。最容易复发的传染病有伤寒、疟疾等。导致复发的原因有:①过早停药终止治疗,疗程不够,体内尚有致病菌。②药物减量太快。③病原体在治疗中出现耐药性。

◆何谓传染病的并发症

某些传染病在病原体毒力过强或感染者抵抗力下降时,患者除了具有该病本身的典型表现外,还出现其他组织或器官损害的症状和体征,那么后者就是该传染病的并发症。如患者得了麻疹,除了有发热、咳嗽、流涕、结膜充血及全身出疹以外,当患者又出现肺炎、喉炎、心功能不全等表现时,就是并发症。并发症是病情加重的一个表现,也是导致患者死亡的主要因素。为了减少并发症的发生,要提倡早发现、早诊断、早治疗。

◆怎样管理传染源

传染源是指病原体已在体内生长繁殖并能将其排出体外的人或

动物。因此,管理传染源主要是将其隔离。包括以下几个方面:

(1)对患者传染源的管理 患者在发病前的潜伏期及发病后都能从体内排出病原体,因此对患者应该做到"五早",即早发现、早诊断、早报告、早隔离、早治疗。

(2)对病原携带者的管理 病原携带者本人无任何症状,但不断从体内排出病原体,对周围环境是一个污染源,对周围人群是一个传染源。因病原携带者无症状,所以很容易被忽视,故是很重要的传染源。定期进行健康体格检查,可以发现病原携带者。对病原携带者同样需要采取隔离措施,并培养其卫生习惯,使其尽可能减少传播机会。病原携带者不能从事饮食、幼儿园和供水行业等的工作。

(3)对接触者的管理 接触者是指曾经和传染源发生过接触的人,可能受到感染而处于疾病的潜伏期,或成为病原携带者,是可能的传染源。对接触者的管理措施是隔离和检疫。

(4)对动物传染源的管理 对有经济价值的家禽或家畜传染源,应尽可能加以治疗,必要时宰杀后加以消毒;无经济价值或危害性大的家禽或家畜传染源设法杀灭、焚毁。

◆为什么对传染病患者要采取隔离措施

将传染病患者、可疑患者或病原携带者在传染期内送到医院的传染病房或安置到指定的地方,使之与健康人或非传染病患者隔开,暂时避免接触,以防病原体向外扩散称为隔离。

对传染病患者进行隔离的目的是控制传染源,防止传染病蔓延扩散,便于对传染病患者的分泌物、排泄物、污染物品及周围环境中的病原体进行消毒处理,以切断传播途径。这样做其实无论是对患者,还是对其家属、周围的人都是有益的。

◆哪些传染病需要隔离？隔离分几类

不同传染病的传染性和传播途径不同,所以隔离的严格程度和措施也不同。一般把隔离分为5类:

(1)严密隔离　用于预防有高度传染性或致死性的传染病,以防空气传播和接触性传播。适用的疾病包括新型冠状病毒肺炎、人感染高致病性禽流感、传染性非典型肺炎、白喉、鼠疫、流行性出血热、霍乱、炭疽等及一切传播途径不明的传染病。隔离措施包括:①隔离室应关闭门窗(天气炎热时可酌情开窗)。②凡入室者均要佩戴口罩、穿隔离衣、戴手套。离开时要脱掉口罩、隔离衣和手套,最后要洗手。③患者所用物品均要消毒后方可再用。分泌物、排泄物均要消毒。④居室或病室应按规定进行消毒。

(2)呼吸道隔离　适用于新型冠状病毒肺炎、人感染高致病性禽流感、流行性感冒、麻疹、水痘、流行性腮腺炎、猩红热、白喉、百日咳、流行性脑脊髓膜炎等。隔离措施:①患者所用餐具、痰杯等应予隔离;餐具每餐消毒,痰杯每天消毒。②患者的飞沫和鼻咽分泌物应予消毒。③其余同严密隔离中的②、④。

(3)消化道隔离　适用于由直接接触或间接接触患者粪便传染的消化道传染病,如伤寒、细菌性痢疾、阿米巴痢疾、霍乱、感染性腹泻病、脊髓灰质炎、甲型肝炎、戊型肝炎等。隔离措施:①室内应无蝇、无蟑螂。②患者餐具、便器、呕吐物、排泄物等随时消毒。③其余同严密隔离中的②、④。

(4)接触隔离　适用于新型冠状病毒肺炎、人感染高致病性禽流感、破伤风等。隔离措施:①按消化道隔离常规消毒,要佩戴口罩和戴手套。手部皮肤有破损者,应停止护理此类患者。②患者用品不得转交他人应用。一切污染用品要严格消毒后方可再次使用。③勿用脏手揉眼、挖鼻孔、咬手指。④勤洗手。

（5）昆虫隔离　适用于流行性乙型脑炎、流行性斑疹伤寒、流行性出血热、黑热病、疟疾等。其隔离措施为灭虱、灭蚤、防蚊、灭蚊等。

◆与传染病患者接触过怎么办

与传染病患者接触是指密切接触，有可能被传染的接触。密切接触是指护理或探视过传染性较强的传染病患者，曾与患者居住在一起（包括住院），或直接接触过患者的呼吸道分泌物、排泄物或体液者。对接触者应该采取的防疫措施叫检疫。检疫期限是从最后接触传染病患者之日算起，相当于该病的最长潜伏期。在检疫期间根据所接触的传染病和接触者的健康状况，分别进行留验、观察、预防服药或预防接种。

（1）留验　又称隔离观察，是对接触者的日常活动加以限制，并在指定的场所进行医学观察，确诊后立即隔离。适用于甲类传染病的接触者。

（2）观察　又叫医学观察，是指对接触者按传染病的最长潜伏期采取隔离措施，每日进行诊察、测量体温或做必要的检查，以了解有无早期发病征象。若发病立即隔离治疗；若无发病，检疫期结束即终止观察。适用于乙类传染病的接触者。

（3）预防服药　遵医嘱服用相应的预防药物。

（4）预防接种　若有预防此传染病的疫苗，可遵医嘱进行接种。如预防狂犬病，可注射狂犬病疫苗。

◆如何切断传染病的传播途径

切断传染病的传播途径是以消灭被污染环境中的病原体及传递病原体的生物媒介为目的的措施。对于消化道传染病、虫媒传染病以及许多寄生虫传染病来说,切断传播途径通常是起主导作用的预防措施。切断传染病的传播途径的措施有以下3种:

(1)一般性卫生措施 如注意饮食卫生、饮水卫生、环境卫生和个人卫生(如佩戴口罩、勤洗手),做好污染物处理等。

(2)消毒 消毒就是清除或杀灭停留在外界的病原体,是切断传染病的传播途径的重要手段之一。

(3)杀虫 杀虫就是杀灭传播传染病的节肢动物,如蚊、蝇、蚤、虱、蜱、螨、白蛉等。

◆怎样预防呼吸道传染病

呼吸道传染病是指病原体通过呼吸道侵入人体,并随呼吸道分泌物向外传播的传染病。比如当患者谈话、打喷嚏、擤鼻涕、咳嗽时,病原体就会随着患者的呼吸道分泌物排到空气中污染空气,健康人吸入被污染的空气就会被传染。这种疾病的预防难度较大,应加倍注意防范。预防呼吸道传染病,应注意以下问题:

(1)注意室内通风换气 保持生活和工作环境的空气流通。因为病原体侵入人体使人发病也是需要达到一定的量才行的。空气流通的地方病原体不易集中,会被风吹散,达不到致病的量,就不易使人发病。呼吸道传染病流行季节或家中有呼吸道感染患者,要进行空气消毒。

（2）注意个人卫生　要养成佩戴口罩、勤洗手、勤换衣服、勤晾晒被褥等好习惯。佩戴口罩对别人或对自己都是最好的防护措施。不吸烟、不喝酒、不随地吐痰，保持家庭及环境卫生。

（3）注意营养全面和增强体质　多食用高蛋白食物、新鲜蔬菜和水果；经常进行户外活动，呼吸新鲜空气；坚持适度锻炼，增强体质，避免过度劳累，减轻压力，注意休息，保证充足的睡眠。

（4）适时增减衣服　根据天气变化增减衣服，注意防寒保暖。

（5）避免长时间在人多拥挤的地方逗留　易感人群，如老人、儿童及体弱者应避免去人口密集、通风条件差的地方，如商场、歌厅、电梯间等，以减少空气传播的机会。

（6）避免接触高热、咳嗽等呼吸道感染患者　发现传染病患者应及时隔离。必须与呼吸道感染患者接触时，应佩戴口罩，注意手的清洁和消毒，做好防护。在呼吸道传染病流行季节去医院就诊、候诊时应佩戴口罩。

（7）远离可疑传染源　避免接触可疑患病的动物。

（8）口服预防药物　如已确定什么病流行，可遵医嘱口服预防药物。

◆预防传染病需选择什么口罩

医用外科口罩可以阻挡70%的细菌，如果不与患者接触可以连续佩戴。连续佩戴4小时更换，污染或潮湿后立即更换。

N95医用防护口罩则可以阻挡95%的细菌。连续佩戴4小时更换，污染或潮湿后立即更换。

普通棉纱口罩、活性炭口罩、海绵口罩均不推荐佩戴。确诊患者或疑似患者不能佩戴呼吸阀口罩。不建议用乙醇（酒精）消毒口罩。

◆怎样正确佩戴口罩

佩戴口罩,对于新型冠状病毒肺炎、流行性感冒等呼吸道传染病具有预防作用,既保护自己,又有益于他人健康。选择医用外科口罩能很好地预防呼吸道疾病。那么如何正确佩戴口罩呢?以佩戴医用外科口罩为例说明如下:戴口罩前应洗手,佩戴口罩时,将口、鼻、下颌完全包住,把折叠部分拉开,然后压紧鼻夹,使口罩与面部完全贴合。佩戴口罩过程中避免手接触到口罩内侧面,减少口罩被污染的可能。还需要分清口罩的内外(浅色面为内,应该贴着嘴鼻,深色面为外)和口罩上下两端(金属条一端是口罩的上端)。4小时更换一个,不可戴反,更不能两面轮流戴。摘掉口罩后也要洗手。

◆怎样预防消化道传染病

消化道传染病主要是通过患者或携带者的排泄物传播的,是属于病从口入的疾病,病原体随排泄物排出患者或携带者体外,健康人食入被病原体污染的水、食物等后感染。只要切断"病从口入"的传播途径的传播,就能预防消化道传染病。具体措施:①管好粪便,不随地便溺。粪便与污水要经过消毒处理。②保护好水源,免受污染。饮用水要消毒。③管理好饮食,不吃生冷不洁的食物,不吃腐败变质的剩饭。饮水、饮食均要加热消毒。④搞好环境卫生,消灭苍蝇、蟑螂。⑤坚持饭前便后用流水洗手的习惯,注意个人卫生。

◆洗手在预防传染病中的作用

正确洗手是预防传染病的最有效措施之一。日常生活、工作中人的手会不断接触到被病毒、细菌污染的物品，如果不能正确洗手，手上的病原体可以通过手接触口、眼、鼻的黏膜后进入人体。通过洗手可以切断这一途径的传播。

◆什么是七步洗手法

第一步(内)，洗手掌：流水湿润双手，涂抹洗手液(或肥皂)，掌心相对，手指并拢相互揉搓。

第二步(外)，洗背侧指缝：手心对手背沿指缝相互揉搓，双手交换进行。

第三步(夹)，洗掌侧指缝：掌心相对，双手交叉沿指缝相互揉搓。

第四步(弓)，洗指背：弯曲各手指关节，半握拳把指背放在另一手掌心旋转揉搓，双手交换进行。

第五步(大)，洗拇指：一手握另一手拇指旋转揉搓，双手交换进行。

第六步(立)，洗指尖：弯曲各手指关节，把指尖合拢在另一手掌心旋转揉搓，双手交换进行。

第七步(腕)，洗手腕、手臂：揉搓手腕、手臂，双手交换进行。

◆什么时候需要洗手

需要洗手的情况有:①传递文件前后。②在咳嗽或打喷嚏后。③在制备食物之前后。④吃饭前后。⑤上厕所前后。⑥手脏时。⑦在接触他人后。⑧接触过动物或处理过动物粪便之后。⑨外出回来后。

◆什么是虫媒传染病?如何预防

虫媒传染病是以吸血昆虫为传播媒介的传染病。引起这些传染病的病原体本身并不是这些昆虫,但这些昆虫却是病原体的携带者,是帮凶。它们通过与人类接触,将病原体传染给人,致人生病。这类传染病包括以蚊为传播媒介的流行性乙型脑炎、疟疾,以虱为传播媒介的流行性斑疹伤寒,以蚤为传播媒介的地方性斑疹伤寒,以蜱为传播媒介的莱姆病,以螨为传播媒介的恙虫病和以白蛉为传播媒介的黑热病。从理论上讲,只要消灭了某种吸血昆虫,切断传播途径,就可以消灭它所传播的疾病。但事实上要彻底消灭这些吸血昆虫是很困难的事,因此对于每一种虫媒传染病的预防都应当仔细分析,找出其流行环节中最薄弱的一环,然后采取以解决这一环节为主导的综合措施,这样就会取得较好的预防效果。

◆什么是动物源性传染病?如何预防

凡是以动物为传染源,由患病或带菌动物通过各种不同传播方式传染给人类的疾病,统称为动物源性传染病。此类传染病很多,有以鼠类为传染源的流行性出血热、钩端螺旋体病、鼠疫等;以猫、狗、狼等肉食动物为传染源的狂犬病;以猪、牛、羊等家畜为传染源的布鲁氏菌病、炭疽等。

动物源性传染病的传播途径:①直接接触患病动物及其排泄物,通过皮肤或黏膜传染,如鼠疫、钩端螺旋体病等。②被患病动物咬伤而被传染,如狂犬病。③食入了被有病动物污染的水和食物,尤其是吃了未煮熟患病动物的肉或乳汁,如布鲁氏菌病。④吸入被患病动物污染的空气飞沫而被传染,如炭疽。动物源性传染病又称"人畜(兽)共患病"。

重点预防措施主要有:①杀灭有害及患病动物,如灭鼠。②加强家畜管理。③做好个人防护,切断传播途径。④易感人群自觉接种疫苗。

◆怎样预防性传播疾病

● 预防性传播疾病最关键的措施是洁身自好,杜绝不洁性交。

● 在公共场所要注意卫生,不随便用公共毛巾、浴缸、马桶,尤其是出差或旅游时要注意宾馆、旅店的卫生条件。可以常备一些消毒药物,如过氧乙酸消毒液,对别人用过的毛巾、浴具、马桶进行消毒。

● 不吸毒,不与他人共用注射器。

● 使用避孕套也是保证在性生活中不感染性传播疾病的重要方法。

◆什么是免疫? 什么是终身免疫

任何身体之外的东西对身体本身来讲都是异物(医学上称为抗

原），病原体也不例外。如果病原体（抗原）通过一定途径侵入人体，人体就会针对这一抗原制造出相应的特异性抗体。换句话说，某人得某种传染病以后，在其体内就有了对抗这种疾病病原体的"拦截导弹"（抗体），这样他以后就不会再得这种传染病了，这种产生特异性抗体的过程，称为免疫。一般来说，人体内抗体的水平（量的多少）代表了免疫力的强弱，俗称抵抗力。

感染后免疫的持续时间在不同传染病中有很大差异。病毒性传染病，如麻疹，感染后免疫持续时间最长，往往保持终身。而有的细菌感染，如细菌性痢疾，免疫持续时间就较短，仅为数月，而寄生虫感染后，如蛔虫病，体内几乎不产生保护性免疫。人体感染后免疫持续时间能保持终身者，称为终身免疫。

◆什么是细胞免疫？什么是体液免疫

免疫系统主宰着人体的免疫功能，免疫系统包括免疫器官和组织、免疫细胞和免疫分子。人体的免疫器官包括骨髓、胸腺、脾脏和淋巴结等。免疫器官就如军校和兵工厂一样，既可造就具有吞噬和攻击能力的活性细胞——吞噬细胞，又能制造出如导弹一样的杀伤武器——免疫球蛋白（抗体），所以，人体在抵御侵略者——病原体时，如果是以吞噬细胞参战，就称为细胞免疫；若以免疫分子——免疫球蛋白参战，则称为体液免疫。但事实是当出现入侵者时往往是二者同时参战，所以细胞免疫和体液免疫是相辅相成缺一不可的，它们共同维护着人体的安全，抵抗外来病原的侵犯。

◆何谓自动免疫,何谓人工免疫? 何谓主动免疫,何谓被动免疫

人得了传染病以后产生的免疫属于自动免疫,人体接种疫苗以后产生的免疫属于人工免疫。一般来说,自动免疫较人工免疫作用强,持续时间也长。但人工免疫在预防传染病方面功不可没。

患传染病或接种疫苗之后,人体自身制造的抗体,称为主动免疫。将人或动物体内的抗体,通过科技手段分离出来,再注入到别的人体内(不是自己制造的)而使其获得抗体和免疫力,称为被动免疫。人工主动免疫主要用于预防疾病的发生,不能作为接触传染源后的应急预防措施。自动免疫的抗体在人体内保留时间较长,在很长的时间内都可以避免这种疾病的发生。而人工被动免疫注射的是抗体,注射后立即就有了免疫力,可很快发挥作用,但这种免疫力持续的时间短,仅2~3周。因此人工被动免疫主要用于已经患病或与传染病有接触可能发病的人,它是一种应急预防措施。用于人工被动免疫的免疫制品有两种,即破伤风抗毒素和人免疫球蛋白(丙种球蛋白)。

破伤风抗毒素用于皮肤受到开放性损伤以后预防破伤风疾病的发生,也用于治疗已经发生破伤风的患者,给患者注射后可立刻产生免疫作用,明显减轻症状和病情。

大多数的成年人都曾经感染过一些传染病,因而体内就有抗体。从健康人的血清或胎盘中把这些免疫球蛋白分离提取出来,给其他人注射,就可以预防或治疗某些传染性疾病。用这种方法来预防的传染病有麻疹、脊髓灰质炎、甲型肝炎等。

◆什么是计划免疫？儿童需要接种哪些疫苗

计划免疫是根据儿童的免疫特点和传染病发生的情况制定的免疫程序，有计划地使用生物制品（疫苗）进行预防接种，以提高人群的免疫水平，达到控制和消灭传染病的目的。

儿童在不同的生长发育阶段对疫苗的反应不同，接种后产生免疫作用的时间也不同。儿童需要接种的疫苗种类很多，各种疫苗之间有的存在干扰作用，有些疫苗需要接种多次才能产生免疫作用，有些疫苗需在疾病的流行季节之前接种才能发挥作用。因此必须按照合理的有计划的程序进行接种，家长应注意配合，不要让孩子漏打预防针（疫苗接种）。中华人民共和国国家卫生健康委员会规定，儿童计划免疫必须接种卡介苗、脊髓灰质炎减毒活疫苗糖丸（小儿麻痹糖丸）、吸附百日咳白喉破伤风（吸附百白破）联合疫苗、麻疹减毒活疫苗和乙型肝炎疫苗。中华人民共和国国家卫生健康委员会已对 5 种疫苗预防 7 种病制定出中国儿童的计划免疫程序。

除此之外，预防流行性乙型脑炎和流行性脑脊髓膜炎的疫苗应根据发病季节和流行情况按时接种。预防流行性脑脊髓膜炎的疫苗一般在 10～11 月注射；预防流行性乙型脑炎的疫苗一般在 5 月中旬注射；其他预防传染病的疫苗应根据当地疾病流行情况等而确定是否需要注射。需要说明的是这些都不属于计划免疫的范围。

通过疫苗接种来预防传染病是利国利民的好事，每一位家长都应为孩子的将来考虑，为孩子的健康负责，按规定及时为孩子接种疫苗，千万不可马虎。

◆疫苗有什么作用？有些疫苗为什么要多次注射才行

疫苗就是把能使人类得病的微生物(如细菌、病毒等)通过人工培养、驯化、减毒，制成活疫苗，使其不再能致人生病，进到人体内又能使人获得免疫能力的生物制剂。有些顽固不化的细菌或病毒难以驯服，科学家就把它们杀死灭活，制成死疫苗，这种疫苗被种到人体内不但不会使人得病，反而能使人获得免疫力。

活疫苗(减毒疫苗)，如卡介苗、麻疹减毒活疫苗、脊髓灰质炎减毒活疫苗糖丸、乙型脑炎减毒活疫苗等免疫能力强，免疫力持久；死疫苗(灭活疫苗)，如霍乱、百日咳和伤寒等疫苗，这些疫苗的免疫作用较弱，免疫效力持续时间短，所以需要反复加强注射，才能维持免疫作用。

有些传染病，如脊髓灰质炎等，目前没有特效的治疗方法，只有通过预防接种才能避免发生这些病。预防接种对控制和消灭传染病，保护人类身体健康具有重要的意义，我们应该充分认识到这一点，及时给孩子打预防针。

◆接种疫苗后可能会有哪些反应

小儿接种疫苗后，多半会在注射部位出现红、肿、热痛感或附近的淋巴结肿大，有时因局部疼痛影响肢体活动，这都是正常的局部反应，无须处理。个别疫苗在接种 2~3 周内局部可留有硬结，百日咳疫苗更常见，有时会持续很长时间。接种卡介苗后局部会出现脓疱、溃破、结痂的过程，一般要持续 2~3 个月。刚打过预防针的接种部位不要见水，不要热敷。此外，部分小儿接种后会出现发热，严重者体温可以超过 38.5℃,个别小儿还会出现头痛、恶心、呕吐、腹痛、腹泻等表现。这些反应一般在 1 ~ 2 天内会自动消失,很少持续 3 天以上,必要时可对症处理。

◆接种疫苗后哪些反应是不正常的

前面已经讲过接种疫苗后会有一些反应,这些反应都属正常的。那么,出现哪些反应是不正常的,需要看医生呢? 不应该出现的异常反应有注射部位化脓、严重红肿,过敏性皮疹,急性精神反应。另外,在接种的当时有些人会发生晕厥或过敏性休克,这种情况虽然少见,但很危险,需要立即抢救。

另外一种情况是被接种者恰好处在某种疾病的潜伏期,这时接种疫苗,会使潜伏的疾病急性发作,这种情况称为偶合症。凡是在接种疫苗后出现上面这些异常反应的,都需要及时找医生诊治。然后鉴定异常反应是不是由疫苗引起的,应与当地的卫生防疫机构或接种部门的保健人员联系,以便及时确诊。

◆哪些情况下不宜进行疫苗接种

遇到以下人群不宜进行疫苗接种:①免疫缺陷病或艾滋病。若免疫功能缺陷,接种疫苗也不会产生免疫作用。况且有的疫苗是减毒活疫苗,对免疫功能正常的人是安全的,而对于免疫缺陷的人是危险的,会引起发病。如脊髓灰质炎减毒活疫苗糖丸对免疫功能缺陷的小儿就有引起瘫痪的危险。②慢性消耗性疾病,如严重的营养不良、结核病患者。③长期应用肾上腺皮质激素(如泼尼松、地塞米松等),或长期应用抗癌药及免疫抑制剂,如环磷酰胺、巯嘌呤。

遇到以下情况,应暂缓接种疫苗,等过后再进行补种:①发热期、月经期、哮喘发作期。②正在患各种急性传染病或严重的心脏病、肝病、肾病、佝偻病。③一次接种后出现高热,再次接种同种疫苗时要减少剂量。④ 6~8 周以内注射过人免疫球蛋白者,应缓种甲型肝炎疫苗及麻疹减毒活疫苗。⑤对某种疫苗过敏者,再次接种时要慎重。

◆怎样知道疫苗接种是否成功

疫苗接种以后,人体将会产生有抗病原体作用的物质——抗体,通过皮肤试验或者血液化验,就可以了解体内是否产生了免疫物质,就知道预防接种是否成功。因此,现在常用结核菌素试验来判断卡介苗接种是否成功。有时也采血测定体内的免疫物质(抗体)含量,来判断原来疫苗接种产生的抗体是否消失。如果消失,说明又该进行疫苗接种,进行加强免疫了;如果抗体没有消失,说明身体对这种病毒还有抵抗力。如在接种乙型肝炎疫苗 1~3 个月后,血液中即可查出乙型肝炎表面抗体(HBsAb),说明接种乙型肝炎疫苗已经成功。几年后这种乙型肝炎表面抗体的水平下降,化验不出来,就说明应该再接种乙型肝炎疫苗。

◆什么是人免疫球蛋白? 它有哪些作用

人免疫球蛋白又称丙种球蛋白,是采用健康人的血浆或血清,分离、纯化并经灭活、去除病毒等步骤加工制成的。人免疫球蛋白中丙种球蛋白含量占 90% 以上,含有多种抗体。将人免疫球蛋白注入患者的体内立刻就能发挥杀敌作用,可用于应急,但是作用时间较短。

如果时间来得及,想要长久性预防疾病,最好是进行疫苗接种;如果是紧急预防,可以注射人免疫球蛋白。例如某人接触了患传染病的患者,为了避免发病,可以注射人免疫球蛋白。所以,人免疫球蛋白常用于预防麻疹、脊髓灰质炎、甲型肝炎等。人免疫球蛋白的有效保护时间比较短,一般为 2~3 周。还有,人免疫球蛋白也不是对任何传染病都有预防作用的。因此不能期望打一针人免疫球蛋白,就会长久不生病,那是不可能的。

◆如何提高机体的免疫力

人体的免疫力(俗称身体抵抗力)包括两种:一种是出生时就具有的非特异性免疫力,受遗传因素的控制,通俗地讲是天生的。非特异性免疫力指的是身体素质、体能、体力和对外界环境,包括对各种疾病的抵抗能力。另一种是特异性免疫力,是指机体对某种病原体具有的特异性抗体,主要靠疫苗接种来获得。非特异性免疫力可以通过自己的努力来提高,下面主要介绍提高非特异性免疫力的 5 条措施。

(1)饮食安排好　营养全面、均衡的饮食是人体免疫细胞和免疫球蛋白的"建筑材料"。如果缺乏这些"建筑材料",免疫就无从谈起。一般来讲,饮食不宜太过辛辣油腻,否则容易上火生热。不吸烟、不喝酒、多饮水、多吃新鲜蔬菜和水果,这对增强身体的抗病能力、预防疾病都是很有好处的。

(2)睡眠休息好　劳逸结合,生活规律,保持充分的休息和睡眠,避免过度劳累,对提高全身的免疫力很有益处。

(3)身体锻炼好　生命在于运动,平时应该多到户外呼吸新鲜空气,坚持每天散步、慢跑、做操、打拳、练气功等,但要合理安排运动量,以不感觉劳累为宜,并非运动量越大越好。

(4)防寒保暖好 平时应该根据天气变化适时增减衣服,既不要穿得太厚,出大汗,也不可一下减得太多而受风寒。穿衣不当,极易降低人体呼吸道的免疫力。

(5)心态调整好 平时保持积极乐观向上的心态,不要过分紧张、抑郁、恐惧。有些人整天惶恐不安,怀疑一切,总害怕自己会染上传染病,这样必然会影响食欲和睡眠,导致神经与内分泌功能失调,最终使机体免疫力下降。

◆什么是消毒

消毒就是用化学、物理、生物学方法清除或杀灭传播媒介上可能引起人和动物患病的微生物的措施。通常大家认为消毒就是将所有微生物都杀死,其实这个概念是错的。消毒只能将有害微生物的数量减少到无害的程度,并不能把所有有害微生物全部杀灭。如皮肤的消毒,要彻底杀灭皮肤上的细菌几乎是不可能的,最理想的是减少皮肤上存活细菌的数量。消毒的目的在于切断疾病的传播途径,防止传染病播散,防止交叉感染。

◆居家消毒有哪几种方法

(1)疫源地消毒 疫源地是指现在存在或曾经存在传染源(患者)的地方。也就是说患者生活居住和活动的场所就是疫源地,需要消毒。疫源地消毒又分为随时消毒和终末消毒两种:①随时消毒是指随时对患者的分泌物、排泄物、被污染的物品进行的消毒,如每天对患者居室进行消毒。此类消毒一定要随时、彻底,最好使用专用容器(如痰盂)装患者的排泄物,并让患者尽量少接触其他物品,以减小污染的范围。②终末消毒是指患者离开后,对其所在场所进行的最后一次彻底消毒,如传染病患者出院或死亡后,对患者居住地进行的消毒。需要终末消毒的疾病包括伤寒、细菌性痢疾、鼠疫、霍乱、病毒性肝炎、白喉、脊髓灰质炎、肺结核、炭疽、布鲁氏菌病等。这些疾病的病原体对外界环境的抵抗力较强,不易自然死亡,所以需要终末消毒。③不需要终末消毒的疾病,如水痘、百日咳、猩红热、流行性腮腺炎、麻疹等,因其病原体在体外生存能力很弱,不能久存,所以对这些患者居住过的场所只需通风即可。

(2)预防性消毒　这是指家中或一些公共场所没有患者存在,但要对可能受到有害微生物污染的场所和物品进行消毒,如电话、门把手、公用物品、交通工具、餐具及饮水机等消毒,这些都属于预防性消毒,也就是我们一般打扫卫生时进行的消毒。

◆常用的物理消毒方法有哪些

在日常生活中常用的消毒方法不外乎两种,即物理消毒法和化学消毒法。物理消毒法是用物理因素杀灭或清除病原微生物及其他有害微生物的方法,包括自然净化法、机械除菌法、热力灭菌法、辐射灭菌法、微波消毒法等。

(1)自然净化法　日晒、雨淋、风吹、高热、寒冷等自然因素可把大气、地面、物体表面的病原微生物稀释减少或杀灭,起到消毒作用。

(2)机械除菌法　常用的方法有流动水冲洗、佩戴口罩、空气或液体的过滤。这些方法只能减少细菌的数量,减少传染的机会,但是对体积特小的微生物,如立克次体和病毒无效。

（3）**热力灭菌法**　常用的方法有焚烧法、煮沸法、高压锅蒸汽灭菌法等。

焚烧法：各种废弃的污染物、经济价值小的污染物及尸体可投入焚烧炉中焚烧，达到彻底消毒之目的。

煮沸法：不锈的金属器械，耐热的陶瓷、玻璃、塑料制品，各种棉、麻织物及布类均可使用煮沸法消毒。一般在水沸以后再煮5～10分钟即可达到消毒目的。大件衣物煮沸时间可适当延长至15～30分钟。家中煮沸消毒还需注意以下问题：①被消毒的物品应全部浸入水中。②煮沸过程中不要再加入新的物品。③消毒碗、盘时，应垂直放置以利于水的对流。④一次消毒物品不要太多。⑤煮沸棉织品时应适当搅拌。

高压锅蒸汽灭菌法：对于不能浸泡在水中的物品可用高压锅进行常压蒸汽消毒。计算时间从限压阀处有蒸汽冒出时算起，维持5～10分钟即可。

（4）**辐射灭菌法**　包括日晒法和人工紫外线法两种，这里主要介绍紫外线消毒法。

紫外线在空气相对湿度为45%～65%、气温15～25℃时杀菌力最强。空气越洁净杀菌力越强，空气流动可降低其杀菌效果，所以，使用紫外线消毒前关闭门窗，在地面上洒少量的水效果才会好。

紫外线使用方便，对物品无损害，常被用作物品表面消毒和空气消毒。消毒物品时，灯（30瓦）和物的距离以25～60厘米为宜，不可有任何遮蔽，物品需翻动（因为紫外线穿透力差），直接照射30分钟。消毒污染严重的物品时要加大照射剂量。消毒室内空气时，应每10～15米²面积安装30瓦紫外线灯管1支，悬挂灯管距地面2.5米，灯管下装反光罩，使紫外线反射到天花板上，通过上下层空气对流，达到室内空气全部消毒的目的。每日照射3～4次，每次照射40～120分钟，间歇1小时。灯管每周用乙醇（酒精）棉球轻擦1次，以除油污。紫外线直接照射人体能诱发皮肤红斑、光性角膜炎(紫外线角膜炎)和臭氧中毒等。若长时间处在紫外线照射下,应戴防护眼镜,穿防护服,一般一次照射不宜超过2小时。

(5)微波消毒法 微波可产生热,并可以使微生物快速脱水而发挥消毒作用。微波消毒适用于不能用普通加热消毒的物品,如某些食物、药品、塑料制品、纸张、票据等,也可用于某些导热性能差的东西。但要注意,微波消毒不能用于金属物品。使用家用微波炉消毒,仅需几秒钟或几分钟即可。被消毒的物品几乎里外同时加热,所以对包装较厚或导热性差的物品也可以进行消毒。

◆什么是化学消毒法? 适合家庭用的化学消毒剂有哪些

化学消毒法是应用化学消毒剂使微生物和病原体的蛋白质变性,失去正常功能而死亡的方法。

居家常用的化学消毒剂有过氧乙酸(过醋酸)、漂白粉(含氯石灰)、苯扎溴铵(新洁尔灭)、乳酸、酒精、碘酊(碘酒)等。

◆使用化学消毒剂是不是浓度越高效果越好

每种化学消毒剂对不同的物品种类和微生物都有其最佳杀菌浓度,并非浓度越高越好。化学消毒剂均为化学药剂,浓度过高可刺激人的口腔黏膜、鼻腔黏膜、眼睛等,损伤呼吸道和眼睛,还会伤害自然界中存在的许多有益的微生物,破坏微生物的平衡状态,也破坏定居在人体各腔道中的正常微生物构成的生物膜保护屏障,增加了致病微生物进入人体的可能,就像滥用抗生素导致人体内菌群失调一样,引起全身免疫功能低下。

◆怎样用过氧乙酸消毒

过氧乙酸,是一种普遍应用的、杀菌能力很强的、广谱高效消毒剂,具有强氧化作用,可以迅速杀灭各种微生物,包括病毒、真菌、细菌及芽孢。

过氧乙酸是无色透明的液体,呈弱酸性,有很强的刺激性酸味,易溶于水和有机溶剂。它容易挥发、分解,其分解产物为无毒物质,因此用其稀释溶液浸泡物品不会留下任何有害物质。用过氧乙酸气体熏蒸消毒后,通风半小时,空气中的过氧乙酸就几乎全部分解、消散了,人进入消毒后的房间不会受到伤害。因此过氧乙酸可广泛地用于空气消毒和预防消毒。市售过氧乙酸为20%或40%溶液,通常加水稀释为0.04%~0.5%溶液。常用的消毒方法如下:

浸泡:通常纺织品用浓度为0.04%溶液浸泡2小时;餐具洗净后用0.5%溶液浸泡30~60分钟;体温计用0.5%溶液浸泡15~30分钟;患者排泄物容器(便器、痰盂)用0.5%溶液浸泡2小时;蔬菜、水果洗净后用0.2%溶液浸泡10分钟。

擦拭:可用于消毒皮肤与污染的物品表面。将原液稀释成0.2%的溶液擦洗双手1~2分钟,再用清水洗净。如果对物体表面进行消毒,可用浓度为0.2%~1%过氧乙酸溶液,擦抹后保持30分钟,即可达到杀菌目的。

喷雾及熏蒸:将原液稀释至0.2%~0.4%,关闭门窗,采用喷雾或加热熏蒸消毒的方法,使其较长时间悬浮于空气当中,可对空气中的病原微生物起到杀灭作用。此方法也适用于服装与大件物品的表面消毒。熏蒸用于空气消毒时,常用20%溶液0.75克/米³,在密闭室内电炉加热蒸发1小时,最好保持室温18℃以上,空气相对湿度

70% ~90% ;或用2%溶液0.16克/米³喷雾后密闭30分钟(喷雾消毒期间患者及工作人员最好离开消毒场所,或采取一些保护措施)。

另外,消毒饮用水1毫克/升30分钟,或10毫克/升10分钟。污水消毒100毫克/升,1小时后排放。

使用过氧乙酸消毒时要注意几个问题:①过氧乙酸原液为强氧化剂,具有较强的腐蚀性,因此不可直接用手接触。配制溶液时应戴橡胶手套,防止药液溅到皮肤上。②过氧乙酸见光易爆炸,故一定要将其放在阴凉避光处。③过氧乙酸为无色或淡黄色液体,极易与矿泉水、饮料混淆,最好将其放在小孩子摸不到的地方,并在瓶子上贴上较醒目的标签。④过氧乙酸对金属有腐蚀性,故不可用于金属器械的消毒。⑤用过氧乙酸进行空气喷雾消毒时,操作者应佩戴防护面罩,也可用口罩、帽子及游泳镜替代,不可直接对人喷洒。⑥药液不慎溅入眼中或皮肤上时,应立即用流动的清水冲洗。⑦原液贮存放置可以分解,故应注意有效期。配好后的稀释液更易分解,宜随配随用。

◆怎样用漂白粉消毒

漂白粉,是应用最多的含氯消毒剂,其有效成分是次氯酸钙,一般含有效氯25% ~30%。漂白粉呈白色颗粒状粉末,有氯气的臭味,能溶于水。本品主要适用于餐具、便池、痰盂、粪、尿及生活污水等的消毒。通常配成20%澄清液备用,临用时再稀释。

0.2%澄清液用于运输工具、橡皮类护理用品。无明显污染的衬衣、床单、玩具用本品浸泡1小时。住室、浴室、厕所可用本品喷洒或擦刷,其剂量为100 ~300毫升/米²,消毒30 ~60分钟后,通风至刺激性氯气臭味消失。

0.5%澄清液可用于浸泡餐具、痰盂、便器、明显污染的衬衣及床单等。

干漂白粉可用于消毒粪便,用量为稀粪便1:5(1份漂白粉可消毒其5倍量的粪便),干粪便2:5,混匀后放置2小时。消毒尿的用量为1:200,混匀后放置10分钟。

◆怎样用84消毒液消毒

84消毒液一般含有效氯5.5%~6.5%。常用消毒液为0.5%~1%。消毒对象同漂白粉,常用的消毒对象及配制比例如下:

用途	餐饮具	蔬菜、瓜果	白色衣物	肝炎患者衣物	浴缸、便池	拖把	血渍、脓液
原液:水	1:250	1:300	1:250	1:200	1:250	1:200	1:200
时间(分钟)	10	10	20	30	5~10	10	20

◆苯扎溴铵有什么作用

苯扎溴铵,是一种季铵盐阳离子表面活性广谱杀菌剂,呈淡黄色的胶状液体,有芳香气味,味道极苦,易溶于水,振荡时可产生大量的气泡。苯扎溴铵性质稳定,无刺激性和腐蚀性,不损坏物品。

苯扎溴铵对化脓性病原菌、肠道菌及一部分病毒(如流行性感冒病毒、单纯疱疹病毒等)有较好的消毒作用。一般情况下,它对革兰氏阳性菌作用大于革兰氏阴性菌,对结核杆菌及芽孢无效。常用0.01%~0.05%溶液进行创面及黏膜消毒,常用0.02%~0.1%溶液进行皮肤消毒。本品不可与肥皂、盐类及其他合成洗涤剂混合,以免功效减弱。

◆甲酚皂溶液多用于哪方面的消毒

甲酚皂溶液又叫来苏儿,是由甲酚 500 毫升、植物油 300 克、氢氧化钠 43 克配制而成的。不少人以为来苏儿既然又称甲酚皂溶液,肯定也会有肥皂的作用,这种想法是不对的。甲酚皂溶液的腐蚀性很强,千万不要将其原液当肥皂来洗手。常用 2% ~5% 进行手术部位、用具、痰渍、绷带等的消毒。

◆怎样用乳酸消毒

乳酸是一种无色的黏稠液体,易溶于水,味微酸,对流行性感冒病毒、流行性腮腺炎病毒等有较好的杀灭效果,多用于空气消毒。在消毒前,门窗应紧闭,并将缝隙填塞,以防漏气;在地面上洒上热水,使室内相对湿度达到 60% ~80%,室温保持在 16 ~21℃;乳酸用量为 0.1 毫升/米^3,置于器皿内,加水 1 倍,加热即可。乳酸完全蒸发后方可开窗通风。

◆酒精用于哪方面的消毒

酒精,是主要用于皮肤的消毒剂。它是无色透明的液体,容易挥发,可以燃烧。燃烧时发出淡蓝色火焰,有较强的酒味和辛辣味。本品能迅速杀灭多种细菌及真菌,对芽孢及肝炎病毒无效。70% ~75% 的酒精灭菌作用最强,50% 浓度以下基本无杀菌作用。装酒精的容器应加盖,以防挥发后浓度下降。皮肤消毒可用 70% 酒精棉球擦拭,擦拭时间不能过短。体温计消毒可用酒精浸泡 10 分钟。本品不能用于外科手术器械的消毒。

使用酒精时的注意事项:①酒精不宜消毒被血、脓、粪便污染的皮肤表面。②酒精对人基本无害。少数人用后会出现过敏现象,如接触酒精的皮肤有红斑、皮疹等,一般无须特殊处理,可自行恢复。

◆常见含碘的消毒剂有哪些? 它们有何作用

常见含碘的消毒剂有碘酊、聚维酮碘(碘伏)、安尔碘等。

碘酊由 2% 碘、1.5% 碘化钾、50% 酒精配制而成。碘酊对细菌、病毒、真菌、结核杆菌均有强大的杀灭作用。它主要用于注射、抽血、手术部位皮肤的消毒。方法是先用 2% 碘酊消毒皮肤,1 分钟后用 70% 酒精将残余的碘酊擦净(脱碘),以免刺激皮肤。不同浓度碘酊溶液可用于冲洗伤口、阴道、口腔黏膜等。一般使用 2% 碘酊浸泡体温计 1~5 分钟即可达到消毒目的。

值得注意的是碘酊不能与汞溴红(红汞)同时涂抹伤口。因为二者结合后产生碘化汞,增加毒性和对皮肤的腐蚀性。

碘伏是碘与表面活性剂聚维酮相结合而成的松散络合物。一般液体碘伏含有效碘为 9%~12%,它的杀菌作用优于碘酊。主要用于皮肤消毒,且不需要脱碘。碘伏毒性小,对黏膜无刺激性,而且对消毒物品无腐蚀性,颜色也容易洗去。

安尔碘为新型含碘消毒杀菌剂,含有效碘 0.2%,主要用于注射、抽血、手术部位及外科换药消毒,也用于口腔黏膜消毒和外科手术前洗手消毒。仅用原液无须稀释,使用方便。

碘剂均含有不同剂量的酒精,对黏膜有一定刺激作用,碘剂还有一个特点就是容易挥发,故用后应盖紧瓶盖。对碘剂过敏者慎用。

法定管理传染病

/鼠 疫/

◆鼠疫是什么病

鼠疫是由鼠疫耶尔森菌引起的一种烈性传染病,属国际检疫传染病,在我国法定管理的传染病中属甲类传染病。本病主要以染菌的鼠蚤为媒介,经人的皮肤传入引起腺鼠疫,经呼吸道传入引起肺鼠疫,这两种类型的鼠疫均可发展为败血症型鼠疫。

◆鼠疫是怎样传播的

人间鼠疫流行都发生于动物间鼠疫之后。其过程是:先是野鼠间鼠疫流行,再由野鼠传至家鼠,家鼠患病大批死亡,鼠蚤离开死鼠开始叮咬人类而将疾病传染给人。鼠蚤叮咬人,病菌经皮肤进入人体,或蚤粪中含病菌,可因挠痒经皮肤伤口侵入人体引起腺鼠疫;因吸入含病菌的空气,经呼吸道侵入人体引起肺鼠疫。肺鼠疫患者痰中的鼠疫耶尔森菌可借飞沫传给健康人,造成人间大流行,所以肺鼠疫患者也是传染源。一般情况下,腺鼠疫并不构成对周围人群的威胁。

人间鼠疫首发病例常与职业有关,如狩猎者等。人间鼠疫多发生在夏、秋季,这与鼠类繁殖活动有关。

◆鼠疫有哪些表现

根据受侵犯的部位及临床表现,鼠疫可分为腺鼠疫、肺鼠疫和败血症型鼠疫,但发病初期的症状相同。鼠疫起病急骤,患者出现寒战、发热,体温迅速升至 39～40℃,头痛及四肢剧痛,可有恶心呕吐、颜面潮红、结膜充血、皮肤黏膜出血等,继而可出现血压下降、意识不清、谵妄等。

腺鼠疫最常见,好发部位依次为腹股沟淋巴结(约 70%),腋下淋巴结(约 20%),颈部及颌下淋巴结(约 10%),多为单侧。病初即有淋巴结肿大且发展迅速,淋巴结及周围组织显著红肿热痛,以病后2～3 天最重。若治疗及时,可逐渐消退,治疗不及时,1 周后淋巴结很快化脓、破溃,常可发展为败血症型鼠疫或肺鼠疫。

肺鼠疫在初期表现基础上出现胸痛、呼吸急促、发绀、咳嗽、咳黏液或血性泡沫痰,患者多死于心力衰竭、出血或休克。

败血症型鼠疫为最凶险的一型。在腺鼠疫或肺鼠疫的基础上,病情进一步加重,主要表现为寒战、高热、谵妄或昏迷,进而发生感染性休克、弥散性血管内凝血及广泛皮肤出血和坏死。因皮肤广泛出血、瘀斑、发绀和坏死,在患者死亡后,皮肤呈黑色,故又称为“黑死病”。

此外还有皮肤鼠疫、肠鼠疫、眼鼠疫、脑膜炎型鼠疫、扁桃体鼠疫等,均为少见型。

◆治疗鼠疫的原则是什么

治疗鼠疫的原则是早诊断、早隔离、早治疗。早期、足量、联合应用有效抗生素是取得良好疗效的关键。治疗鼠疫可选用庆大霉素、四环素、氯霉素及链霉素联合治疗。症状严重者可以应用糖皮质激素。

◆怎样预防鼠疫

预防鼠疫首先要加强国际检疫,防止从国外输入鼠疫。发现疑似或确诊患者即分别隔离,并应在 6 小时内向当地卫生防疫部门报告疫情。

预防鼠疫还要大力开展灭鼠、灭蚤工作,加强个人防护,凡参与治疗或进入疫区的医护人员必须穿防护服和高筒靴,佩戴面罩、口罩、防护眼镜、橡皮手套等。

预防接种的主要对象是疫区及其周围的人群和参加防疫及进入疫区的医务人员。在发现人间或动物间鼠疫的地区,普遍接种鼠疫菌苗,可降低发病率。非流行区人员在接种后 10 天方可进入疫区。人体通常于接种鼠疫菌苗 10 天后产生抗体,1 个月达高峰,免疫期 1 年,需每年加强接种 1 次。

对接触者给予药物预防,可口服磺胺嘧啶或四环素。

/ 霍 乱 /

◆霍乱是什么病

霍乱是由霍乱弧菌引起的烈性肠道传染病。霍乱弧菌革兰氏染色阴性,有 200 个以上血清型,其 O1 和 O139 血清型可引起霍乱流行。之所以称霍乱为烈性传染病是因其起病急、病情重、传播快、病死率高。在我国法定管理的传染病中属甲类传染病(国内又称 2 号病），需严格管理。

◆什么是O139霍乱

O139霍乱弧菌与 O1 群及非 O1 群的 O2～O138群霍乱弧菌诊断血清都不凝集，是一种新的弧菌，因而命名为O139群霍乱弧菌。O139霍乱能产生与 O1 群霍乱弧菌相同的毒素，具有流行的潜力，能引起流行，且来势凶猛，病死率高。由于抗原的变异，人群对该菌缺乏免疫力。

发病以青壮年为主，年龄和发病率有随年龄升高而升高的趋势。男性病例明显多于女性，74.04% 的患者年龄超过 15 岁，而不同于O1 群霍乱；无明显季节性，冬、春季也可引起暴发流行。

O139霍乱主要是食用被污染的水或食物而引起的，主要通过水引起暴发流行。人感染后，该菌在肠内大量繁殖，造成腹泻、呕吐、严重脱水，如不医治会造成死亡。本病需及时补液、抗生素和对症治疗。

◆霍乱是怎样传播的

引起霍乱的病原体是霍乱弧菌。这种细菌进入人体后很快繁殖，并产生大量的霍乱肠毒素，使人在很短时间内就发病。发病时剧烈吐泻，其吐泻物中含有大量的霍乱弧菌。因此，霍乱患者，尤其是轻症患者和带菌者为主要传染源。

本病的传播途径是粪－口传播，即患者与带菌者的粪便或排泄物中有霍乱弧菌，污染了水源或食品，其他人若不注意卫生，将被污染的水和食物摄入，经口感染，引起传播。经水传播是最主要的途径,常呈暴发流行。食物传播作用一般次于水传播,因聚餐而引起的食物型暴发是近年国内某些地方霍乱流行的重要形式之一。水产品中鱼、牛蛙等,尤以甲壳或贝壳类水产品传播作用更大。

◆得了霍乱有哪些表现

该病多在感染后1~3天发病(最短3小时,最长6天)。急性起病,典型发病过程分为3期:

(1)泻吐期 最主要的表现是剧烈腹泻而无腹痛,初为黄色稀便,继而呈米泔水样便(这是霍乱的特点之一),无粪质,每次便量多。轻者1天数次,重者可达数十次,甚至排便失禁。一般在腹泻后出现呕吐,呈连续性呕吐,先呕出胃内容物,继之为米泔水样,偶有恶心,成人一般不发热。本期持续数小时或1~2天。

(2)脱水期 由于严重腹泻和呕吐引起脱水、休克及电解质紊乱。脱水的表现为口唇与皮肤干燥,口渴,眼窝凹陷,声音嘶哑;休克的表现为尿量减少,手足发凉,心跳增快,血压下降;可由于血液低钠出现腓肠肌痉挛(小腿转筋),由于血液低钾出现全身无力、腹胀及心律不齐。

(3)反应(恢复)期 经过治疗脱水纠正后,患者呕吐、腹泻消失,尿量增加,病情逐渐恢复。

◆目前的医疗水平能否治愈霍乱

霍乱虽属烈性传染病,但如果能及时合理地治疗,病死率在1%以下;中、重型霍乱或者治疗不及时,病死率可高达20%;年幼及老年患者或有并发症者预后较差。

霍乱患者必须住院治疗,按肠道传染病隔离,直至症状消失后6天,并隔日粪便培养1次,连续3次阴性者,方可解除隔离。目前治疗霍乱的药物有喹诺酮类抗菌药物,如环丙沙星或氧氟沙星。另外,就是补充液体治疗脱水。按目前的医疗水平,只要及早用药,多数患者是可以治好的。

◆接触过霍乱患者怎么办

霍乱弧菌对酸很敏感,霍乱弧菌进入人体后,正常胃酸就可将其杀死。只有当胃酸低下或侵入的病菌很多时,未被杀死的病菌进入小肠,在小肠碱性环境中迅速繁殖,释放毒素才会使人得病,故身体正常者即使接触过霍乱患者也不必思想负担过重。但霍乱毕竟是一种烈性传染病,还是不能轻视,因此对接触者应严密检疫5天,同时进行粪便培养和服药预防,常给予诺氟沙星口服,每天200毫克,每天3次,连服2天。检疫期内如果发病或粪便培养有霍乱弧菌生长,按患者对待,隔离治疗,若不发病,则可解除检疫。

◆怎样预防霍乱

到目前为止尚没有安全有效的霍乱疫苗,所以霍乱的预防主要靠管理传染源和切断传播途径。

(1)管理传染源　及早隔离和治疗患者,因为在患者的吐泻物中含有大量的霍乱弧菌。患者的大便、小便、餐具、便器、衣服及生活用品均须消毒处理。加强对饮食从业人员健康检查,发现带菌者要调离工作岗位,服药治疗消除带菌者。

(2)把好病从口入关,切断传播途径　搞好粪便、水源和饮食卫生管理,积极灭蝇。养成良好的个人卫生和饮食卫生习惯,饭前便后洗手,不吃不洁食物,不喝生水,霍乱流行时期不聚餐。

/ 新型冠状病毒肺炎 /

◆ 新型冠状病毒是怎么来的

世界卫生组织正式发布通告,将新型冠状病毒感染的肺炎命名为 COVID – 19。COVID 是新型冠状病毒肺炎的英文词组缩写,其中"CO"代表 Corona(冠状),"VI"代表 Virus(病毒),"D"代表 Disease(疾病),"19"代表疾病发现的年份。

冠状病毒是自然界广泛存在的一类病毒,因在电子显微镜下观察该病毒形态类似皇冠而得名。到目前为止发现的冠状病毒仅感染脊椎动物(人、鼠、猪、猫、犬禽类),可引起人和动物呼吸道、消化道和神经系统疾病。

冠状病毒是一个大家族,属于冠状病毒科冠状病毒属。已知冠状病毒有 7 种,其中中东呼吸综合征冠状病毒(MERS 病毒)、严重急性呼吸综合征冠状病毒(SARS 病毒)和新型冠状病毒等能引起较为严重的人类疾病。

◆ 新型冠状病毒能在空气中存活多久

新型冠状病毒的存活依赖水分,有水分就能够保持自己的结构,而那些光滑无孔的物体如键盘、门把手、鼠标、电梯按钮、办公桌等,其表面水分可以比较好地保持,所以在这些地方它可能存活的时间会长一点(约 5 天),一般 2 天左右。

◆哪些表现提示患有新型冠状病毒肺炎

（1）有接触史　到过新型冠状病毒肺炎疫区或与患者有过接触。

（2）典型表现　有发热、乏力、干咳、流涕、鼻塞等上呼吸道感染症状。约半数1周后出现呼吸困难或低氧血症的症状。

（3）非典型表现　①食欲减退、恶心、呕吐、腹泻。②精神差、乏力、头痛、眼红（结膜炎）。③心慌、胸闷。④腰背部或四肢酸痛等。

◆什么是新型冠状病毒肺炎密切接触者

● 与新型冠状病毒肺炎患者共同居住、学习、工作或其他有密切接触的人员。

● 诊疗、护理、探视新型冠状病毒肺炎患者时未采取有效防护措施的人员。

● 与新型冠状病毒肺炎患者同病房的其他患者及陪护人员。

● 与新型冠状病毒肺炎患者乘坐同一交通工具并有近距离接触的人员。

● 现场调查人员调查后经评估认为符合其他与密切接触者接触的人员。

对密切接触者采取较为严格的医学观察等预防性公共卫生措施十分必要，这是一种对公众健康安全负责任的态度，也是国际社会通行的做法。根据新型冠状病毒的潜伏期，将密切接触者医学观察期定为14天，并对密切接触者进行居家医学观察。

◆什么是新型冠状病毒肺炎疑似病例

● 有明确的流行病学史,且符合以下临床表现中任意 2 条:①发热和呼吸道症状。②具有新型冠状病毒肺炎影像学特征。③发病早期白细胞总数正常或降低,淋巴细胞计数减少。

● 无明确流行病学史的,且符合以下临床表现中的 3 条:①发热和呼吸道症状。②具有新型冠状病毒肺炎影像学特征。③发病早期白细胞总数正常或降低,淋巴细胞计数减少。

◆什么是新型冠状病毒肺炎确诊病例

确诊病例为疑似病例同时具备以下病原学或血清学证据之一者:①病原学证据是指实时荧光 RT – PCR 检测新型冠状病毒核酸阳性。②病毒基因测序与已知的新型冠状病毒高度同源。③血清学检测即"新型冠状病毒特异性 IgM 抗体和 IgG 阳性"或"新型冠状病毒特异性 IgG 抗体由阴性转为阳性或恢复期较急性期 4 倍及以上升高"也可确诊。

◆新型冠状病毒的传播途径有哪些

主要的传播途径是经飞沫传播和接触传播,另外,在相对封闭的环境中也有经气溶胶传播的可能性。

◆什么人容易感染新型冠状病毒

引起新型冠状病毒肺炎的是一种新型冠状病毒，人体内没有相应的抗体，所以每个人都是易感者，各个年龄段的人都可能被感染。其中老年人和体弱多病的人容易被感染，且容易发展成为危重症。因为冠状病毒可以感染哺乳动物和脊椎动物，从理论上讲猫、狗等宠物可以被感染。

◆新型冠状病毒肺炎的潜伏期是多久

新型冠状病毒肺炎的潜伏期是 1~14 天，一般是 3~7 天，所以对密切接触者采取较为严格的医学观察天数是 14 天。

◆阻止新型冠状病毒传播的三大撒手锏是什么

- 管理、控制传染源。
- 切(阻)断传播途径。
- 保护易感人群。

◆新型冠状病毒肺炎如何分型

新型冠状病毒肺炎根据病情分为轻型、普通型、重型和危重型。将"肺部影像学显示 24~48 小时内病灶明显进展 >50% 者"按重型管理。

◆新型冠状病毒肺炎怎样治疗

（1）根据病情确定治疗场所　具备有效隔离条件和防护条件的定点医院隔离治疗,确诊病例可多人收治在同一病室。

（2）抗病毒治疗　在试用药物中,增加磷酸氯喹(成人500毫克,每日2次)和阿比多尔(成人200毫克,每日3次)两种药物。利巴韦林(病毒唑)建议与干扰素或洛匹那韦/利托那韦联合应用。试用药物的疗程均不超过10天。建议在临床应用中进一步评价目前所试用药物的疗效。不建议同时应用3种及以上抗病毒药物,出现不可耐受的毒副作用时应停止使用相关药物。

（3）重型、危重型病例的治疗　建议病情进展较快、重型和危重型患者用康复者血浆治疗。

（4）其他治疗措施　重型、危重型患者,可以考虑使用血浆置换、血液滤过等体外血液净化技术。

（5）中医治疗　中医药可根据地域、当地气候特点、病情以及不同体质等情况,给予辨证施治。治疗分为医学观察期和临床治疗期(确诊病例)。临床治疗期推荐了通用方剂"清肺排毒汤"。

◆新型冠状病毒肺炎患者的出院标准是什么

- 体温恢复正常3天以上。
- 呼吸道症状明显好转。
- 肺部影像学显示急性渗出性病变明显改善。
- 连续两次痰、鼻咽拭子等呼吸道标本核酸检测阴性(采样时间至少间隔1天)。

◆新型冠状病毒肺炎患者出院后应该注意什么

- 14天自我健康状况检测。
- 佩戴口罩。
- 做好手卫生(洗手)。
- 减少近距离密切接触。
- 出院后第2周、第4周到医院随访、复诊。

◆新型冠状病毒肺炎患者出院后为何还要隔离

因为新型冠状病毒肺炎康复出院后随访、复查时仍然有部分患者痰、鼻咽拭子等呼吸道标本核酸检测阳性,故新型冠状病毒肺炎出院后应继续进行14天自我健康状况监测和隔离。

◆预防新型冠状病毒感染应从哪些方面做起

(1)居家隔离　不外出。

(2)坚持佩戴口罩　要佩戴好合适的口罩。

(3)做好手卫生　勤洗手(咳嗽和打喷嚏后、饭前便后、接触或处理动物排泄物后,要用流水洗手,或者使用含酒精成分的免洗洗手液),不揉眼,不挖鼻孔,不咬手指。

(4)保持室内空气的流通　勤开窗(一天3次)通风换气,不扎堆,避免到封闭、空气不流通的公众场所和人多集中地方去。

（5）养成好习惯　咳嗽和打喷嚏时使用纸巾或屈肘遮掩口鼻，防止飞沫传播。可用一次性纸巾和手帕遮掩口鼻。如果没有纸巾和手帕，用肘部遮住鼻子和嘴巴。如果穿着短袖，请抬起手臂，对着腋窝咳嗽或喷嚏。用过的纸巾应该丢进垃圾桶中。

（6）其他　不接触、不吃野生动物；不聚餐；生食和熟食的切菜板及刀具要分开，做饭时彻底煮熟肉类和蛋类。

／人感染高致病性禽流感／

◆什么是人感染高致病性禽流感？什么是禽流感

禽流感病毒可分为高致病性、低致病性和非致病性三大类。高致病性禽流感因其在禽类中传播快、危害大、病死率高，我国将其列为一类动物疫病。高致病性禽流感病毒可以直接感染人类，即引起人感染高致病性禽流感。人感染高致病性禽流感在我国法定管理的传染病中属乙类传染病。禽流感是由甲型流感病毒的一种亚型引起的传染性疾病，容易在鸟类（尤其是鸡）之间引起流行，过去在民间称作鸡瘟。

◆人感染高致病性禽流感很可怕吗

不管是禽、鸟还是人类，一旦感染高致病性禽流感病毒，病情发展非常迅速，病死率极高。而个别养鸡场因高致病性禽流感流行，一夜之间鸡场所有鸡全部死亡，说明其传染性极高。人只要不与禽、鸟类打交道就不会感染高致病性禽流感，而普通禽流感很少有人传人的情况发生，而且从禽、鸟传染给人的感染性也较低，所以禽流感不足为虑。

◆人感染高致病性禽流感有哪些表现

人感染高致病性禽流感后,起病很急,早期表现类似流行性感冒,主要表现为高热及结膜炎,可伴有流涕、鼻塞、咳嗽、咽痛、头痛、全身不适,部分患者可有恶心、腹痛、腹泻、稀水样便等消化道症状。重症患者还可出现肺部实变体征、呼吸困难、肺出血、心力衰竭、肾衰竭、感染性休克、危及生命等严重表现。

◆日常生活中怎样预防人感染高致病性禽流感

●健康的生活方式对预防该病非常重要。平时应加强体育锻炼,不吸烟,勤漱口,勤洗手;注意个人卫生,打喷嚏或咳嗽时掩住口鼻。

●保持室内清洁及空气流通,多通风换气,尽量少去空气不流通的场所。

●注意饮食卫生,进食禽肉、蛋类要彻底煮熟,加工、保存食物时要注意生食、熟食分开;养成良好的卫生习惯,搞好厨房卫生。

●养殖及宰杀禽类人员要做好佩戴口罩及戴手套等防护措施。

●发现疫情时,大家应尽量避免与禽类接触;特别是儿童应避免密切接触家禽和野禽。

●注意生活用具的消毒处理。禽流感病毒不耐热,100℃下1分钟即可灭活。对干燥、紫外线照射及常用消毒药都很敏感。

●若有发热及呼吸道症状者,应戴上口罩,尽快就诊,并切记告诉医生发病前有无外出旅游或与禽类接触史,以及周围是否有禽、鸟病死情况。

/ 流行性感冒 /

◆ 流行性感冒与普通感冒有什么不一样

普通感冒是由病毒或细菌引起的呼吸道感染。主要表现是鼻塞、流涕、打喷嚏、咽痛及咳嗽,而全身症状较轻,如发热、头痛、乏力及全身不适等,传染性不强,多在受寒后发病,没有明显的季节性。

流行性感冒又称流感,是由甲(A)型、乙(B)型和丙(C)型流感病毒引起的急性呼吸道传染性疾病。在我国法定管理的传染病中属丙类传染病。千万不要小看了流感,它有高度传染性及流行性,病毒变异率高,人群普遍易感,在全世界已引起多次暴发流行。目前全球流行的季节性甲型流感病毒为 $A(H_1N_1)$ 和 $A(H_3N_2)$ 两型。流感的特点是全身症状严重,如寒战、高热、头痛、四肢酸痛、倦怠、恶心、食欲差等,而上呼吸道症状如流涕、打喷嚏、咽痛、咳嗽等表现较轻。流感大流行时没有明显的季节性,散发流行以冬、春季节多见。

◆ 治疗流感有没有特效药

流感是由流感病毒感染引起的,是自限性疾病,只要不引起并发症,一般1周左右可自然痊愈。目前对流感有特效的治疗药物,如奥司他伟。得病后主要是多休息、多饮水,在病程早期(36 小时以内)可用些抗病毒的中西类药物,如奥司他韦、双黄连等。高热、咳嗽时可用些退热药,如柴胡口服液及化痰止咳药物对症处理,但关键还是要休息好。

◆预防流感要从哪几个方面着手

流感主要经飞沫传播,流感病毒存在于患者的呼吸道分泌物中,随咳嗽、喷嚏排出体外。健康人接触被流感病毒污染的餐具或玩具时就有可能得病。针对流感的传播途径,预防流感可以从以下几个方面着手:①保持个人卫生,勤洗手,不要用手抠鼻子、揉眼睛,避免到人群密集的场所中去。②保持居室空气流通,定时开窗通风换气,定期对室内空气进行消毒。③天气突变时,要注意适当增减衣物,注意保暖,多做户外活动,锻炼身体,增强体质和抗病能力,注意营养均衡。④接种流感疫苗进行预防。

◆哪些人应该接种流感疫苗

流感疫苗有两种:一种是流感全病毒灭活疫苗,这种疫苗注射后反应较轻,效果较好,接种对象主要是老年人、婴幼儿、孕妇、慢性心肺疾病患者、肿瘤和免疫缺陷者、使用免疫抑制药物者。剂量为成人每次1毫升,皮下注射,间隔6~8周再加强注射1次,以后每年秋季均需加强注射1次。另外一种是流感减毒活疫苗,为单价疫苗,用于鼻腔喷雾接种,两侧鼻腔各0.25毫升,接种对象主要为健康成人与少年儿童。

◆流感疫苗需多长时间接种一次

流感之所以流行是因为流感病毒表面抗原具有变异性,由于流感病毒的表面抗原不断发生变化(变异),故世界卫生组织每年召开一次年会,根据对全球流感病毒的监测,预测哪种流感病毒株可能会在当年流行暴发,而制备当年针对流感病毒株的疫苗。因此,用疫苗预防流感,需每年接种。

◆流感好了以后还会不会再得

人群对流感病毒普遍易感,感染后可产生特异性免疫力,按说以后不应该再得流感或很少再得流感。但由于流感病毒不断发生变异,也就是说这次的流感病毒与上次的可能不一样,人体内产生的特异性免疫力只对以往的流感病毒有效,而对此次发生变异后产生的新流感病毒并没有产生免疫力,所以得过一次流感后还可再得。

/传染性非典型肺炎/

◆什么是典型肺炎? 什么是传染性非典型肺炎

典型肺炎通常是指由肺炎链球菌等常见细菌引起的肺炎,其症状比较典型,如发热、寒战、胸痛、咳嗽、痰多、咯脓性痰或铁锈色痰,血常规化验白细胞总数及中性粒细胞增多,抗生素治疗有效,没有传染性,预后良好。

传染性非典型肺炎,为国内名称,世界卫生组织将其称为严重急性呼吸综合征(SARS)。目前认为,传染性非典型肺炎是由 SARS 病毒引起的一种具有明显传染性、可累及多个脏器和系统、以肺炎为主要临床表现的急性呼吸道传染病,在我国法定管理的传染病中属乙类传染病。

◆传染性非典型肺炎的"真凶"是谁

2003 年 4 月 16 日,世界卫生组织公布,经全球 9 个国家的 13 个实验室联合攻关,发现了引起 SARS 的病原体为冠状病毒变种,并命名为 SARS 病毒。

科学家发现,导致 SARS 的冠状病毒与已知的人类或动物病毒是完全不相关的"全新"冠状病毒。最新研究结果表明,SARS 病毒在无生命物体上可以存活 24 小时,在分泌物、排泄物中可存活 4 天。目前尚没有证据表明 SARS 病毒在短时间内经若干次变异就逐渐减弱其毒力,国外学者认为 SARS 病毒已非常适应于人类传染,并且其传染力是持续的,因此应该树立长期与该病作战的观念。

◆传染性非典型肺炎是怎样传播的

与其他传染病一样,传染性非典型肺炎的流行必须具备 3 个条件,即传染源、传播途径和易感人群。只有这 3 个环节同时存在,才能形成传染和流行。

传染性非典型肺炎的主要传染源是患者,因为几乎所有的发病者都与患者密切接触过,而且多数发病者是诊治过患者的医务人员和患者的亲属。

本病的传播途径可能有 3 种,即飞沫传播、接触传播和粪-口传播,是否还有其他传播途径目前尚不清楚。传染性非典型肺炎的表现以呼吸道症状如干咳为主,被传染者都有与患者近距离(1 米以内)的接触史,说明患者呼吸道的分泌物含有大量病原体,所以最主要的传播途径是近距离飞沫传播。另外,受害者中有 1/3 以上是医护人员,尤其是抢救呼吸衰竭而为患者进行气管插管的医生感染率更高。他们都佩戴口罩还被传染,说明本病还有可能通过手接触到患者呼吸道分泌物,再经口、鼻、眼黏膜传播。

人类对这种冠状病毒无免疫力,所以普遍易感,但是否会被传染还取决于接触机会和密切程度。

◆得了传染性非典型肺炎会有哪些表现

传染性非典型肺炎起病急,以发热为首发症状,体温一般高于38℃,偶有畏寒;还有少数患者不以发热为首发症状,尤其是近期做过手术或患有糖尿病、肿瘤等慢性病的患者;可伴有头痛、关节酸痛、肌肉酸痛、乏力、腹泻等一般疾病的表现;常无上呼吸道感染的流涕、打喷嚏症状。

传染性非典型肺炎特征性的表现有干咳、少痰,痰中偶有血丝;可有胸闷,严重者出现气促或呼吸困难,略微活动一下或咳嗽一声,就会出现更严重的呼吸困难,嘴唇发绀(低氧血症)。本病早期肺部不易听出问题,部分患者可闻及少许湿啰音。

◆传染性非典型肺炎患者血液检查和胸部 X 线检查有哪些特点

传染性非典型肺炎患者早期外周血(指尖血)白细胞计数一般不升高(正常)或降低,常有淋巴细胞(白细胞的一种)计数减少。多数患者免疫功能下降。

胸部 X 线(胸片)检查显示肺部有不同程度的斑片状浸润性阴影或呈网状改变,部分患者进展迅速,为大片状阴影;阴影常为双侧改变,消散吸收较慢;若胸部 X 线检查没有发现病变,应于 1～2 天后重新检查。胸部 X 线检查通常可以发肺部现病变,因此胸部 X 线对于诊断传染性非典型肺炎是很重要的检查手段。

◆为什么传染性非典型肺炎患者一定要隔离治疗

对传染性非典型肺炎患者实行隔离治疗的原因有两个:①本病的传染性很强,主要通过空气飞沫传播,而隔离是管理传染源、避免周围人群被传染的重要措施。②传染性非典型肺炎患者发病以后抵抗力下降,病情重,进展快,需要提供一个高标准的治疗环境,避免发生并发症,同时也要采取特殊的护理,所以对传染性非典型肺炎患者要隔离治疗。

◆与传染性非典型肺炎患者接触后怎么办

一旦发现自己与传染性非典型肺炎患者接触后,首先要立即用肥皂和流动的清水洗手、洗澡。注意洗手过程中将水龙头也进行清洗,然后再用肥皂洗手。同时尽早向有关部门报告。戴上口罩,不要与家人同住一间屋和共用生活用品。每天用漂白粉水(1 份漂白粉加 99 份水)或 84 消毒液或过氧乙酸(按说明用)清洁家中的用具,注意观察自己的身体情况,早晚测量一次体温,如有发热或其他不适,要及早去医院看病,并告知医生自己有与传染性非典型肺炎患者接触的情况。以上措施应从接触患者的那一天算起,持续 14 天。

◆传染性非典型肺炎的治疗效果如何？治愈后会不会复发

传染性非典型肺炎是一种新发传染病，2003年突然暴发，科学的防治策略和措施难以迅速形成，缺乏特异性的预防、诊断、治疗措施。我国医学科学工作者面对传染性非典型肺炎的挑战，依靠科学，沉着应战，边防边治边研究，从实践中摸索出了预防、治疗及控制疫情的经验。在抗传染性非典型肺炎的过程中，祖国医学发挥了巨大作用，我国传染性非典型肺炎病死率为4.43%，低于全球平均病死率，这与中医中药的作用是分不开的。世界卫生组织专家对我国考察后，认为中国控制治疗传染性非典型肺炎的经验，在世界上是独一无二的。

目前传染性非典型肺炎的治愈率在90%以上，相信通过积极的研究和努力，传染性非典型肺炎的治愈率还会提高。

因为传染性非典型肺炎袭击人类发病时间尚短，人们对它的认识还不是完全清楚，但从目前情况来看，科学家们认为传染性非典型肺炎治愈后不会复发。

◆传染性非典型肺炎患者出院后应注意哪些问题

传染性非典型肺炎患者经过患病的磨难，虽然最终战胜了疾病，但身体消耗很大，仍很虚弱，出院后应注意以下保健问题：

（1）注意休息，充足睡眠 患者在患病期间心理负担重、体力消耗大、免疫力相对较弱，因此出院后应适当休息一段时间，生活要规律，工作要适度，睡眠要充足，要劳逸结合，还要调整心态，消除紧张和恐惧情绪。

（2）科学膳食，合理营养 恢复期的患者可适当多吃些富有营养的高蛋白食物和维生素含量高的食物。每天最好饮用 1～2 杯牛奶，食用鱼、肉、蛋及豆制品200～250 克，蔬菜 3 种以上，加上 2 种以上的水果，搭配少量油脂，这样就能获取全面均衡的营养。

（3）按时服药，定期复查　传染性非典型肺炎患者病愈出院后，应在家隔离 1 周，每天自测体温 2 次，遵医嘱按时服药。如果体温超过 38℃，并伴有其他不适时，应及时到原治疗医院就诊。出院时如果血液白细胞及肝功能化验和胸部 X 线检查已经正常，可于出院后 1 个月内复查 1 次；不正常，应每周复查 1 次，直至正常为止。

◆预防传染性非典型肺炎应从哪些方面做起

依照《中华人民共和国传染病防治法》，采取以"收治、隔离、治疗传染性非典型肺炎患者和疑似患者，认真查找、隔离、观察密切接触者"为主的综合性防治措施，做到早发现、早报告、早诊断、早隔离、早治疗。

切断空气飞沫和接触传播途径。大力提倡简便、易行的常通风、勤洗手的防治措施。实践证明，通风、洗手是最廉价、最易行、最有效的防治措施，也是应该首选的预防措施。但通风时还应注意，家中若有患者或老人、小孩，通风时应注意避免受凉，每次通风时间不应少于半个小时，通风时尽量让空气形成对流，这样效果才好。

加强体育锻炼，平衡膳食，增加营养，增强身体抵抗力。这里所说的平衡膳食，是指饮食内容应丰富，各种营养要相互搭配。有人误以为增加营养就是多吃大鱼、大肉，平衡膳食就是只吃水果、蔬菜，不吃主食或肉食。这些想法都是片面的，是不对的。

传染性非典型肺炎流行期间不要去人多拥挤的场所，不要去医院探视患者，患者也应谢绝探视，这样无论对人对己都有益。传染性非典型肺炎流行期间不要举行大型聚会,必须参加时,应佩戴口罩。

由于目前还没有预防传染性非典型肺炎的疫苗,故以上的预防措施非常必要。

/病毒性肝炎/

◆病毒性肝炎有多少种

病毒性肝炎在我国法定管理的传染病中属乙类传染病。病毒性肝炎是由肝炎病毒引起的以肝脏损害为主的传染病,主要病变部位是肝脏。目前已发现的肝炎病毒有甲型、乙型、丙型、丁型、戊型、己型、庚型及输血传播病毒(TTV)。其他病毒,如巨细胞病毒、单纯疱疹病毒等虽然也能引起肝炎,但各有其特点,不包括在本病范围之内。不同的肝炎病毒,传播途径、临床表现及预后也不相同。其中甲型和戊型是经过消化道传播,主要表现为急性肝炎;乙型、丙型、丁型是通过血液传播或体液传播,主要表现为慢性肝炎并可发展为肝硬化和肝癌。己型肝炎由于病毒的结构尚未完全明确,故目前尚未正式命名。庚型肝炎病毒目前被认为有可能是一种缺陷病毒,其致病性尚未明确。1997年日本学者从一例输血后肝炎患者血清中找到一种新的肝炎病毒,命名为输血传播病毒,由于时间较短,因此,关于输血传播病毒的致病性、临床意义、是否确定为肝炎病毒尚待深入研究。自从20世纪90年代以来,由于分子生物学的发展,病毒性肝炎的研究得到了飞速的发展,预计将来仍有可能有新的肝炎病毒出现。

◆病毒性肝炎是通过哪些途径传播的

不同类型的肝炎病毒其传播途径不同,传染性也不同,我们掌握了它的传播途径,就可以有的放矢地采取预防措施。

(1)甲型肝炎病毒(HAV) 甲型肝炎患者是传染源,目前尚未发现甲型肝炎有慢性患者及携带者。甲型肝炎病毒仅从患者粪便中排出体外,污染食物、用具、玩具、手等,经口摄入传播,因此也称为粪－口传播。食物、水源受到甲型肝炎病毒污染,可引起甲型肝炎暴发流行。1988 年,上海市因居民食用被甲型肝炎病毒污染的毛蚶而引起了甲型肝炎暴发流行就是个典型的例子。

(2)乙型肝炎病毒(HBV) 乙型肝炎患者,尤其是慢性乙型肝炎患者及乙型肝炎病毒携带者均有传染性(传染源)。病毒主要通过血液传播、体液传播及垂直传播。①血液传播途径包括输血及血制品、注射针头、共用牙刷和刮脸刀、外科器械及昆虫叮咬等方式传播。特别注意的是在消毒不严的诊所、医院或美容机构行文眉、文唇、拔牙、人工流产等手术也可传播乙型肝炎。②体液传播是由于乙型肝炎病毒也存在于唾液、精液、阴道分泌物、乳汁、汗液、血性分泌物当中,故通过密切生活接触及性生活也可传播乙型肝炎。③垂直传播是指病毒通过母体卵巢、子宫或胎盘、初乳等途径传播给新生儿。

(3)丙型肝炎病毒(HCV) 急性丙型肝炎、慢性丙型肝炎患者和无症状丙型肝炎病毒携带者均具有传染性(传染源),急性丙型肝炎患者在起病前 12 天即有传染性,起病后血中丙型肝炎病毒 RNA 阳性表示有传染性。由于丙型肝炎病毒的血中浓度较低,故丙型肝炎病毒 RNA 阴性也不能排除没有传染性。而慢性丙型肝炎患者是丙型肝炎的重要传染源,丙型肝炎病毒抗体阳性代表有传染性。丙型肝炎的传播途径同乙型肝炎,但主要是经血液(输血)传播,本病约占输血后肝炎的90%左右,也可以通过垂直传播及性传播。

(4)丁型肝炎病毒(HDV) 丁型肝炎的传染源及传染途径与乙型肝炎相似。

(5)戊型肝炎病毒(HEV) 戊型肝炎患者在发病前9天至发病后45天具有传染性,传播途径与甲型肝炎相似,也主要是通过粪-口途径传播。饮用水污染则是戊型肝炎暴发流行的主要原因。

(6)己型肝炎病毒(HFV) 目前病原尚未肯定,一般认为与肠道传播有关。

(7)庚型肝炎病毒(HGV) 目前有关庚型肝炎病毒的传染性及传播途径正在研究中,已经证实可经血液传播。

(8)输血传播病毒(TTV) 目前有关TTV的传染性及传播途径正在研究当中,但经血液传播已得到证实。

◆哪些肝炎病毒的感染者会成为病毒携带者

并不是所有的肝炎病毒感染人体后都会使人成为病毒携带者,只有乙型、丙型、丁型、庚型肝炎病毒和输血传播病毒存在病毒携带者。

病毒携带者是指携带病毒6个月以上,无不适感,肝功能正常者。有人认为人体内有肝炎病毒就会得肝炎,这个想法是错的。体内有肝炎病毒,又有症状,化验有肝功能异常时才能称为肝炎患者。病毒进入人体可诱发抗病毒免疫,在杀死病毒的同时,肝细胞亦遭到破坏,引起坏死和炎症反应。免疫反应强烈时可发生急性重型肝炎,免疫反应正常时可发生一般的急性肝炎,免疫反应低下时可发生病毒携带者或慢性肝炎。虽然病毒携带者肝功能正常,但仍有缓慢肝细胞炎症、坏死,可发展为慢性肝炎或肝硬化。

◆病毒性肝炎的发生有无季节性

在我国,甲型、戊型肝炎主要通过粪-口途径传播,其发病有明显的季节性。甲型肝炎的发病高峰期在秋、冬季,戊型肝炎的发病高峰期在夏、秋季,多发生于雨季或洪涝灾害以后。

乙型、丙型、丁型肝炎主要是通过血液传播,呈慢性经过,故无明显季节发病特点。

◆哪些人容易患病毒性肝炎

(1)甲型肝炎 6个月以下婴儿由于通过胎盘从母体获得甲型肝炎病毒IgG抗体,故对甲型肝炎病毒不易感。6个月以后的婴儿由于血中甲型肝炎病毒IgG抗体逐渐消失而成为易感者,故甲型肝炎的发病集中于幼儿及儿童。由于甲型肝炎主要是经粪-口传播,所以经常在卫生条件差的饭馆吃饭或聚餐、不注意个人卫生、喜欢吃生冷不洁净的食物(尤其生吃海产品)的人易患甲型肝炎。

(2)乙型肝炎 乙型肝炎表面抗体(HBsAb)阴性者均为易感人群。新生儿通常不具有来自母体的先天性乙型肝炎表面抗体,因而普通易感。因为乙型肝炎主要的传播途径是血液传播、体液传播和垂直传播,故乙型肝炎多发生于以下人群:①有输血史及血液透析患者。②静脉吸毒者、性生活混乱者等。③曾用消毒不严格的器械进行拔牙、文眉者等。④乙型肝炎表面抗原(HBsAg)阳性母亲生育的婴儿、乙型肝炎表面抗原阳性者的家属等。

(3)丙型肝炎 15岁以下儿童少见,多见于成人,发病与接受输血和血液透析等有密切关系。其他同乙型肝炎。

（4）丁型肝炎　丁型肝炎的易感人群与乙型肝炎相似。

（5）戊型肝炎　未感染过戊型肝炎病毒的人均为易感者,因而各年龄段的人均可以患此病。儿童感染戊型肝炎病毒后不发病,多表现为隐性感染,成人感染戊型肝炎病毒后多出现症状,表现为临床感染（显性感染）。发病年龄以20～40岁多见,男性多于女性,卫生条件差的地区容易感染本病。其他同甲型肝炎。

◆得了病毒性肝炎会有哪些后果

（1）甲型肝炎　从甲型肝炎病毒进入人体到发病需2～6周,平均4周。甲型肝炎发病以急性为主,以急性黄疸性肝炎较多。少数人可发生淤胆型肝炎、重型肝炎。甲型肝炎不会演变为慢性肝炎及肝硬化。

甲型肝炎为自限性疾病,也就是说患病后只要注意休息,对症治疗,一般情况下过一段时间病就会好,不会有太大的危险,预后良好。患甲型肝炎后可获得持久的免疫力。

（2）乙型肝炎　从乙型肝炎病毒进入人体到发病需1～6个月,平均3个月。乙型肝炎病毒进入人体后可出现以下6种情况:①乙型肝炎病毒被清除,血液中出现保护性抗体。②成为乙型肝炎病毒携带者。当抵抗力增强时,可将乙型肝炎病毒清除掉;当抵抗力减弱时发病,常表现为慢性肝炎。③急性肝炎,大部分可痊愈,小部分（约10%）转变为慢性肝炎。④淤胆型肝炎,大部分可痊愈,小部分可转变为慢性肝炎。⑤重型肝炎,在合并丁型肝炎病毒感染时,容易发生重型肝炎,死亡率极高（70%）,存活者往往发展为坏死后肝硬化。⑥慢性肝炎,大多由乙型肝炎病毒携带者、急性肝炎、淤胆型肝炎转化而来,极少数人可痊愈,大多数患者进一步发展为肝硬化或肝癌。

(3)丙型肝炎 丙型肝炎病毒从进入人体到发病需2周~6个月,平均为40天。其发展等类似于乙型肝炎,但更易发展成慢性肝炎,并逐步发展成肝硬化及肝癌。

(4)丁型肝炎 丁型肝炎病毒从进入人体到发病需4~20周,但丁型肝炎仅发生在乙型肝炎的基础上,极易转为重型肝炎。

(5)戊型肝炎 戊型肝炎病毒从进入人体到发病需2~9周,平均6周。其发展与转归类似于甲型肝炎,一般不会发展成为慢性肝炎及肝硬化。孕妇患戊型肝炎者病死率较高。戊型肝炎发病后免疫作用持续时间短(仅一年),但很少见第二次发病者。

◆病毒性肝炎是怎样分类的? 其表现如何

根据发病的快慢、病情的轻重及表现,病毒性肝炎分为急性肝炎、慢性肝炎、淤胆型肝炎、重型肝炎、慢性无症状携带者,部分患者可发展为肝炎肝硬化、肝癌。

(1)急性肝炎 急性肝炎起病急,有畏寒、发热、全身乏力、食欲不振、厌油、恶心、呕吐、腹痛、肝区不适或疼痛、腹泻、尿黄如浓茶水色,可出现皮肤、巩膜黄染,可伴有皮肤瘙痒,有时大便呈灰白色。

根据是否出现黄疸,急性肝炎可分为急性黄疸性肝炎和急性无黄疸性肝炎。前者病情较后者稍重。

(2)慢性肝炎 慢性肝炎仅见于乙、丙、丁三型肝炎。慢性肝炎又分为3度。①轻度慢性肝炎。急性肝炎病程半年以上,反复出现疲乏、头晕、食欲减退、恶心呕吐、腹胀、肝区不适、肝大、压痛,也可有轻度脾大。少数患者有低热,肝功能指标仅 1 项或 2 项轻度异常,病情呈波动性,总的趋势是逐渐好转直至痊愈,少数发展成中度。②中度慢性肝炎。病程超过半年,各项症状(上述)更加明显,肝大,质地中等以上,进行性脾大,可伴有肝掌、蜘蛛痣、面色晦暗,肝功能持续显著异常,尤其是血浆蛋白改变。③重度慢性肝炎。除上述表现外,还有代偿期肝硬化的表现。

部分患者病史未超过半年,而呈急性表现,经检查确诊为慢性肝炎,原因有二:①有轻度不适或肝功能异常,未曾检查,直到病情加重才发现。②肝炎病毒长期在体内复制,未引起症状,在某种诱因作用下使病情加重而出现肝炎症状。

(3)淤胆型肝炎 急性淤胆型肝炎的表现类似于急性黄疸型肝炎,其区别在于淤胆型肝炎黄疸重且持续时间长,而自觉症状较轻,常伴有皮肤瘙痒,肝大,大便呈灰白色,病程长达数月至 1 年,大多数患者可恢复。

在慢性肝炎的基础上发病者,称为慢性淤胆型肝炎。

(4)重型肝炎 甲型、乙型、丙型、丁型、戊型肝炎病毒均可导致重型肝炎。重型肝炎的特点是肝细胞大量坏死,病情进展迅速,死亡率极高。根据起病时间、病情轻重可分为急性、亚急性、慢性重型肝炎三型。高度乏力、食欲极差、频繁呕吐、高度腹胀、黄疸迅速加深、上消化道出血、昏迷是重型肝炎的共同点。

诱发因素:肝炎患者过度劳累、饮酒、应用肝毒性药物、妊娠、合并细菌感染,均易使病情加重而发展为重型肝炎。

(5)慢性无症状携带者 约 10% 慢性无症状携带者肝组织正常,其余部分表现为轻微病变,部分则表现为慢性肝炎,甚至肝硬化病理改变。

(6)肝炎肝硬化 在我国,肝硬化的主要病因是病毒性肝炎,多由慢性肝炎发展而来,重型肝炎可直接发展为肝硬化。从病毒性肝炎发展到肝硬化,短者仅数月,长者可达 20~30 年。肝硬化的表现是在慢性肝炎的基础上,同时伴有腹水、双下肢水肿、脾大、腹壁静脉曲张、食管静脉曲张等。

◆肝功能检查有什么意义? 能说明哪些问题

肝脏相当于人体的"化工厂",人体的各种物质代谢和能量代谢均在这里进行。肝炎病毒侵入肝脏,势必引起肝脏破坏和各种代谢障碍。而肝功能检查是反映病毒性肝炎病情的重要指标。目前肝功能检查的项目很多,基本上反映了肝脏功能各方面的变化。

(1)血清酶的检测 以谷丙转氨酶(GPT)又称血清丙氨酸转氨酶(ALT)检测最常用。此酶仅存在于肝细胞内,当肝细胞损伤时即释出细胞外,因此是肝细胞损害的指标,只要此酶升高,就表示有肝细胞破坏。各型急性肝炎在黄疸出现前 3 周,GPT 即开始升高,直至黄疸消退后2~4 周才恢复正常。慢性肝炎 GPT 可持续或反复升高。重型肝炎患者若黄疸迅速加深而 GPT 反而下降(此现象又称胆酶分离),则表明肝细胞大量坏死。血清碱性磷酸酶(ALP)的显著升高有利于肝外梗阻性黄疸的诊断。血清谷氨酰转移酶升高时表示患者存在慢性活动性肝炎。

(2)血清蛋白的检测 人体血液中有白蛋白和球蛋白之分,白蛋白主要由肝脏合成,球蛋白由免疫系统合成。肝脏受损时合成白蛋白减少,而球蛋白并不减少,这样血中的白蛋白与球蛋白比值就会发生改变。因此白蛋白与球蛋白比值的检测有助于慢性活动性肝炎和肝硬化的诊断。

(3)血清胆红素的检测 肝脏是加工和排泄胆红素的器官,肝脏受损时这一功能发生障碍,血液中的胆红素就会升高,后者渗透到皮肤与巩膜使之黄染,因此病毒性肝炎常常出现黄疸。

(4)凝血酶原时间的检测　凝血酶原主要由肝脏合成,肝病时凝血酶原时间延长,说明肝脏功能不好。

(5)血氨浓度的检测　血氨浓度升高提示肝性脑病(即肝性昏迷)。

◆乙型肝炎五项(俗称两对半)检查能说明什么问题

乙型肝炎病毒结构比较复杂,每种结构都有抗原性,都会使人体产生相应的抗体,因此只要查到人体内有抗原或者有抗体,都说明与乙型肝炎病毒有关。乙型肝炎病毒有三种抗原,人体内会产生相应的三种抗体。因为有一种抗原(乙型肝炎核心抗原)存在于肝细胞内,通过血液检测不出来,所以通过血液只能检出两种抗原和三种抗体共五项,俗称两对半,现分述如下:

(1)乙型肝炎表面抗原(HBsAg)与乙型肝炎表面抗体(HBsAb)　血液中查出 HBsAg,即为 HBsAg 阳性,表明已经发生乙型肝炎病毒感染,但阴性也不能排除感染。HBsAb 阳性提示可能是接种乙型肝炎疫苗后或曾经感染过乙型肝炎病毒,人体产生了保护性免疫。换句话说,HBsAb 阳性说明已经产生了抗乙型肝炎感染的能力。HBsAb 阴性说明对乙型肝炎病毒易感,应该注射乙型肝炎疫苗。

(2)乙型肝炎 e 抗原(HBeAg)与乙型肝炎 e 抗体(HBeAb)　HBeAg 持续阳性表明存在乙型肝炎病毒活动复制,提示处于这种情况的患者传染性较大,容易转为慢性。HBeAb 持续阳性提示乙型肝炎病毒活动复制能力较低,传染性较小。

(3)乙型肝炎核心抗原(HBcAg)与乙型肝炎核心抗体(HBcAb)　乙型肝炎的HBcAg从血液中检测不出来。高滴度HBcAb – IgM 阳性表示现在正在发生乙型肝炎;HBcAb – IgG 阳性代表曾经发生过乙型肝炎病毒感染。

◆哪些检查阳性提示乙型肝炎患者有传染性

慢性乙型肝炎患者和病毒携带者是本病的主要传染源,其传染性贯穿于整个病程之中。传染性的大小与病毒的复制指标是否呈阳性有关。约半数以上的患者可检出乙型肝炎病毒活动性复制的指标。

◆乙型肝炎病毒变异是怎么回事

乙型肝炎病毒的脱氧核糖核酸(HBV – DNA)就像佛珠一样为一环状长链,乙型肝炎病毒在复制过程中很容易记错位,因此复制出来的新病毒在某一点或多位点发生结构改变,这就是变异。而人类的免疫系统只认老面孔,对新的变异病毒没有免疫力,这时进行"两对半"检查也不能查出来。所以会出现这种情况,即以前患有乙型肝炎,现在还没有好,而化验又验不出来。

乙型肝炎病毒变异后往往可使病情加重,也能使抗病毒治疗的疗效下降,甚至完全失败。

值得注意的是,不正规的治疗会诱使乙型肝炎病毒变异。

◆得了病毒性肝炎在生活中要注意什么

急性肝炎患者应该尽早卧床休息,直至症状明显消失,才可逐步增加活动。处于慢性活动性肝炎的患者,应以静养为主,无须绝对卧床休息;处于静止期的患者,可从事力所能及的轻工作;症状消失,肝功能正常 3 个月以上者,可恢复原来的工作,但仍需随访 1~2 年。

肝炎患者必须戒酒,因为饮酒可以加重肝损伤,甚至可诱发重型肝炎。

急性肝炎患者饮食宜清淡,热量要足够,蛋白质含量要高,适当补充维生素 B 族和维生素 C,进食量过少者可由静脉补充葡萄糖及维生素 C,不强调高糖和低脂肪饮食。慢性肝炎患者应当进食较多的蛋白质,避免高热量饮食,以防止发生脂肪肝,也不宜进食过多的糖,以免导致糖尿病。有肝硬化的患者忌食生冷、粗糙食物。对重型肝炎及肝性昏迷的患者要给予低蛋白饮食,保持大便通畅。

慢性乙型肝炎病毒携带者可照常工作,但不宜过度劳累,不宜从事饮食、幼儿园等工作。

◆ 如何预防病毒性肝炎

甲型及戊型肝炎均经消化道传播,只要把好"病从口入"关就能避免发病,如不到卫生条件不好的饭店吃饭,养成饭前便后洗手的习惯,不吃不洁的食物等。乙型、丙型及丁型肝炎主要是通过血液传播、体液传播和垂直传播。所以,预防的重点在于切断其传播途径,对乙型肝炎易感者接种乙型肝炎疫苗和施行垂直传播阻断措施。

密切接触者可使用人免疫球蛋白被动免疫阻止发病。甲型肝炎患者的接触者可肌内注射人免疫球蛋白或胎盘球蛋白。接触乙型肝炎患者血液或体液后可肌内注射高滴度人免疫球蛋白。

目前只有甲型肝炎和乙型肝炎有疫苗。在甲型肝炎流行期间,易感人群都应注射甲型肝炎疫苗,保护率在 65.5%。凡乙型肝炎易感人群都应该接种乙型肝炎疫苗。一般采用"0、1、6"方案,即当时接种 1 次,在满 1 个月和满 6 个月时各接种 1 次,共 3 次。所产生的免疫力可持续 5~9 年,当体内 HBsAb 测不出来时,可用乙型肝炎疫苗加强注射 1 次。凡新生儿均应在出生后 24 小时内首次注射乙型肝炎疫苗。

/ 细菌性和阿米巴痢疾 /

◆ 细菌性痢疾是什么病

细菌性痢疾简称菌痢,是由志贺菌(又称痢疾杆菌)引起的急性肠道传染病,在我国法定管理的传染病中属乙类传染病。本病发病率高,在卫生条件落后的国家其发病数占感染性腹泻病发病总数的 15% 以上。在我国菌痢发病率也比较高。有人将菌痢与一般的胃肠炎混为一谈,认为这是一种常见病,也比较好治,吃点消炎药就行了,其实不然。菌痢与一般的肠炎完全是两码事,绝不能小看了菌痢,严重的中毒性菌痢可在短时间内使人昏迷,甚至危及生命。因此,不可对其掉以轻心。另外,不正规的治疗或治疗不彻底,将会发展成慢性菌痢。

◆ 菌痢常发生在哪个季节

菌痢其实在一年中的哪个季节都可能发生,但在夏、秋季比较多见,这是因为在这两个季节里有利于苍蝇滋生及细菌繁殖,且由于夏季与秋初天气炎热,人们喜食生冷食物,故夏、秋季多发。卫生条件落后的地区以及有不良的个人卫生及饮食卫生习惯的人容易患病。发病年龄以儿童发病率最高,其次为中青年,这可能与其卫生习惯差、接触病原菌机会较多有关。

◆菌痢是如何传播的

菌痢患者和带菌者是菌痢的主要传染源。

菌痢通过粪－口传播。菌痢患者的粪便中含有大量的志贺菌,志贺菌随患者粪便排出,污染食物、水、生活用品或手,经口进入体内被传染;亦可通过苍蝇污染食物而传播。在夏、秋流行季节则可因食入被污染的食物或饮用被粪便污染的水而引起暴发流行。

◆得了菌痢会有哪些表现

在被细菌感染后一般为 1 ~ 4 天(最短几小时,最长 7 天)发病。症状表现有轻有重,有急性有慢性,但菌痢最基本的表现如下:

大多数人呈急性起病,高热,可伴有发冷寒战,继之出现腹痛、腹泻和下坠感(里急后重),下坠感是指排不出大便,但却总是有便意,刚排了便又要排,有排不尽的感觉。排便每次量少,便次多,每天十几次或数十次。粪便开始为稀便,迅速变为黏液脓血便。因此,发热、黏液脓血便和里急后重是菌痢的特征性表现。

本病急性期一般 1 周左右即可治愈,少数患者可发生中毒性菌痢,发病更急,病势凶险,迅速出现抽搐、昏迷或休克,病死率很高。也有部分患者病程迁延不愈发展成慢性或反复发作。

◆诊断菌痢要做哪些实验室检查

(1)血常规　急性菌痢患者白细胞总数及中性粒细胞明显升高，区别于非感染或病毒性肠炎。慢性菌痢患者可有轻度贫血。

(2)粪便检查　粪便常规显微镜检查可见大量脓细胞及红细胞；粪便培养可见有志贺菌生长。

(3)粪便培养　粪便培养出志贺菌是确诊菌痢的依据，但怎样采集患者的粪便还是有讲究的。最好采集患者刚排出的粪便，并注意挑选有黏液脓血的地方，装入医院发的干净器皿内送验，这样更容易查出志贺菌。

◆得了菌痢能治好吗

菌痢是由志贺菌感染引起的，应该说目前对于细菌感染有特效的抗生素药物是完全可以将其治愈的。急性菌痢经治疗多于1周左右痊愈，就因为治疗见效快，所以有些患者只要病情减轻就擅自停药，因此很容易转为慢性菌痢或慢性带菌者。有些中毒性菌痢，病情进展很快，来不及治疗，病死率较高。婴幼儿及年老体弱者病情重，并发症多，病死率较高。

治疗菌痢常用的药物有喹诺酮类药物，如诺氟沙星、环丙沙星、左氧氟沙星，但儿童、孕妇及哺乳期妇女不宜使用。还可以选用头孢曲松钠（菌必治）或口服庆大霉素、复方磺胺甲噁唑（复方新诺明）等。

◆菌痢患者是否需要隔离治疗

对菌痢患者应该进行消化道隔离治疗直至症状消失,待粪便培养2次均阴性方可解除隔离。重症者、急性者可住院隔离治疗,轻症、慢性者可在家治疗,但要注意其粪便排泄物及饮食用具等的消毒。一般来讲,患者的粪便可用漂白粉等消毒后弃掉。因志贺菌不耐热,在100℃水中即刻被杀死,在60℃水中需10分钟被杀死,故患者的用品可用水煮沸消毒,不能用水煮沸消毒的,可在日光下直接照射半小时,也能达到消毒的目的。

◆患了菌痢要不要禁食

菌痢患者只要没有呕吐,又有食欲,就不必禁食。饮食以少渣易消化的流质及半流质为宜,如米汤、藕粉、稀粥、面条等。患者有呕吐不能进食或有脱水、高热时,要适当地给予静脉补充液体。

◆怎样预防菌痢

传染病重在预防,菌痢也不例外。除采取肠道传染病的预防措施、隔离患者、消毒粪便、饭前便后洗手、不吃不洁的食物、消灭苍蝇外,还要特别注意治疗期间不要擅自停药,要听医生的安排,将病彻底治好,避免转为慢性,否则一来自己的身体不能完全康复,留下了复发的隐患;二来若发展成为慢性带菌者经常排菌,还可能将疾病传染给他人,并污染周围的环境。

◆阿米巴痢疾是什么病？有哪些表现

阿米巴痢疾是由溶组织内阿米巴寄生于结肠引起的疾病。本病的好发季节、症状表现及传播途径与菌痢相同，因此两种痢疾很容易混淆。阿米巴痢疾在我国法定管理的传染病中属乙类传染病。

阿米巴痢疾在环境卫生和给水条件差的地区和单位以及卫生习惯不良的人群中发病率较高。

阿米巴痢疾大多起病缓慢，一般不发热或仅有低热，常以腹痛、腹泻开始，大便次数较菌痢少，而每次大便量较多，血多脓少，呈暗红色果酱样，有腐败的腥臭味，无下坠（里急后重）感或者下坠感很轻。应用抗生素按菌痢治疗不见效。阿米巴痢疾的预防措施也与菌痢相同。

如果有上述表现而怀疑阿米巴痢疾时，应进行粪便化验检查，如果检测到阿米巴滋养体和包囊，就可以确诊。甲硝唑（灭滴灵）是治疗该病的特效药物。

◆为什么慢性阿米巴痢疾的传染性比较强

溶组织内阿米巴生活史有滋养体和包囊两个期。急性期患者常从粪便中排大量滋养体，滋养体在外界环境中迅速死亡，没有传染性。慢性患者、恢复期患者及无症状包囊携带者从粪便中排出包囊，包囊对外界环境抵抗力强，一般的化学消毒剂不易杀死它，当包囊污染水、食物及环境时可传播本病。因此，慢性阿米巴痢疾的传染性较急性阿米巴痢疾强。

◆阿米巴痢疾会引起哪些并发症

(1)肠道并发症　肠出血、肠穿孔、阑尾炎、结肠病变、直肠-肛周瘘管。

(2)肠外并发症　阿米巴胸膜炎、阿米巴肝脓肿、阿米巴肺脓肿、阿米巴尿道炎等,其中最常见的是阿米巴肝脓肿。

◆阿米巴痢疾能否完全治好? 为什么有的人会反复得病

阿米巴痢疾若能早发现、早诊断、早治疗,即在还没有严重并发症时治疗,应用甲硝唑,只要足疗程、足剂量,可以完全治愈,疗效近100%。

感染溶组织内阿米巴以后,人体血液中会产生较高滴度的抗体,但这种抗体是"废物",不具有保护作用。所以,如若不注意饮食卫生,还会发生重复感染。

/伤寒和副伤寒/

◆伤寒和副伤寒有什么不同

伤寒是由伤寒沙门菌经消化道感染引起的急性肠道传染病;副伤寒是由副伤寒(甲、乙、丙)沙门菌经肠道感染引起的急性消化道传染病。伤寒与副伤寒在我国法定管理的传染病中属乙类传染病。伤寒与副伤寒的发病机制、症状表现、诊断、治疗及预防完全相同,只不过伤寒的病情重,副伤寒的病情轻。世界各地均有伤寒、副伤寒发生,以热带、亚热带地区多见,在我国北方地区常在夏、秋季发生。随着经济发展与社会卫生状况改善,伤寒发病率呈下降趋势。目前我国伤寒病例数显著减少,偶有散在病例发生,但局部地区仍有暴发流行。

◆伤寒是怎样传播的

伤寒的传染源为伤寒患者及带菌者。

伤寒的传播途径是粪－口传播。伤寒是通过被伤寒沙门菌污染的水或食物传播,苍蝇与蟑螂等媒介可机械性携带伤寒沙门菌引起散发流行。水源污染是暴发流行的主要原因。食物受污染亦可引起本病流行。散发流行者一般以日常生活接触传播为多见。

◆得了伤寒或副伤寒有哪些表现

从医学角度将伤寒分为初期、极期、缓解期与恢复期。

(1)初期 起病缓慢,最早出现发热,体温持续性升高,常伴有全身不适、乏力、食欲减退、咽痛和咳嗽等。

(2)极期 此期出现高热持续不退,消化道症状加重,食欲不振明显,腹胀,腹部不适,多数患者便秘,少数患者出现腹泻,右下腹可有压痛。患者可出现神经系统症状,如精神恍惚、表情淡漠、呆滞、反应迟钝,重者可出现谵妄、昏迷。伤寒患者还有一个特殊表现,即发热时脉搏并不增快(相对缓脉)。在患者胸腹部、背部与四肢皮肤上可出现淡红色皮疹,直径 2～4 毫米,压之褪色。还可出现肝大、脾大,部分患者可有黄疸。

（3）缓解期与恢复期　此期病情逐渐好转，各种症状及皮疹逐渐消失。

在极期患者常出现的并发症有肠出血、肠穿孔、中毒性肝炎、中毒性心肌炎、支气管炎、肺炎等。

◆诊断伤寒应做哪些实验室检查

确诊伤寒除根据症状表现外，以下检查可协助确诊：①患者血常规化验白细胞数减少，中性粒细胞及嗜酸性粒细胞减少。②肥达试验，这项检查是查看血液中有无伤寒或副伤寒抗体，结果呈阳性时有助诊断。③对患者的血、骨髓、粪便、尿、十二指肠引流液进行细菌培养，培养出伤寒沙门菌为确诊依据。

◆目前的医疗条件能否治愈伤寒与副伤寒

伤寒、副伤寒均为细菌感染，目前对其已有敏感的抗菌药物治疗，如果早诊断、早治疗，不论是伤寒还是副伤寒都能完全治愈。但此病若并发严重肠出血、肠穿孔、中毒性肝炎及中毒性心肌炎，则病死率较高。伤寒与副伤寒沙门菌对喹诺酮类、第三代头孢菌素及氯霉素三类抗菌药物敏感，但应注意耐氯霉素菌株的产生。

少数患者在热退后 1~3 周，病情会复发，又出现发热、食欲不振、表情淡漠、相对缓脉等表现，这种情况的出现多与抗菌治疗不彻底有关。因此，治疗伤寒及副伤寒疗程要足够。

◆怎样护理伤寒与副伤寒患者

伤寒、副伤寒一旦确诊,对患者应按肠道传染病治疗的办法住院隔离治疗。患者要严格卧床休息,排泄物应彻底消毒。

该病病程较长,又容易发生肠穿孔、肠出血等并发症,故饮食护理非常重要,要让患者吃易消化、少纤维、营养丰富的饮食。发热期可给予流质或半流质饮食,如米汤、豆浆、牛奶、果汁、菜泥、鱼泥、挂面等。恢复期患者食欲明显好转,可开始进食稀饭或软饭,然后逐渐恢复正常饮食,切记不能吃粗糙的硬质食物,以免诱发肠出血、肠穿孔。

◆怎样预防伤寒与副伤寒

目前预防伤寒和副伤寒没有理想的疫苗和特效的预防措施,但只要做好综合预防,就可避免发病和流行。

● 管理好传染源,发现患者应及早隔离,及早治疗;对幼儿园、餐饮业人员定期检查身体,发现慢性病菌携带者要调换工作并进行治疗。

● 切断消化道传播途径。

● 对易感者进行预防接种,但目前所用的伤寒甲型乙型副伤寒联合疫苗不良反应较大,仅在暴发流行时对危险人群进行应急接种。

伤寒沙门菌在自然界中的生存能力较强,在水中可存活 2～3 周,在粪便中可存活 1～2 个月,即使在冰冻环境中仍可持续数月,但对光、热、干燥及消毒剂的抵抗力较弱,在日光的照射下数小时就可死亡,煮沸后立即死亡,在 3% 苯酚溶液(石炭酸)中 15 分钟即可被杀死,在消毒饮用水中余氯达 0.2～0.4 毫克/升时也可迅速死亡。我们可以根据伤寒沙门菌的这些特性来预防，只要管理好粪便、水源，注意饮食卫生，消灭苍蝇，饭前便后洗手，不喝生水，不吃不洁的食物，饮食餐具煮沸消毒，就可预防伤寒和副伤寒。

/ 艾滋病（AIDS）/

◆什么是艾滋病

艾滋病（AIDS）是获得性免疫缺陷综合征的简称，在我国法定管理的传染病中属乙类传染病。这是由人类免疫缺陷病毒又称艾滋病病毒（HIV）所引起的一种传染病。该病的传播途径主要通过性传播、血液传播和垂直传播。病毒主要侵犯和破坏人体辅助性 T 淋巴细胞，使机体细胞免疫功能部分或完全丧失，患者因抵抗疾病的能力下降而感染多种疾病，如带状疱疹、口腔念珠菌病、肺结核以及特殊病原微生物引起的肠炎、肺炎、脑炎或其他感染，疾病后期常发生恶性肿瘤。患者最终因长期消耗，全身衰竭而死亡。

◆艾滋病病毒对外界的抵抗力如何

研究表明，艾滋病病毒对物理、化学消毒剂的抵抗力远比乙型肝炎病毒低，所以用杀灭乙型肝炎病毒的方法就可以杀灭艾滋病病毒。含艾滋病病毒量多的血液如未干燥，在室温中留置 96 小时以上仍有活力。由于艾滋病病毒是一种单链 RNA 病毒，属于反转录病毒科，慢病毒属中的人类慢病毒组。在外界环境中很容易被降解，紫外线照射、煮沸、75% 酒精、10% 漂白粉溶液等均可杀灭艾滋病病毒。

◆艾滋病是如何传播的

（1）传染源　艾滋病患者和无症状病毒携带者是本病的传染源，尤其是后者。艾滋病病毒主要存在于血液、精液、子宫和阴道分泌物中，其他体液如唾液、眼泪、乳汁亦含病毒，均具有传染性。

（2）传播途径　①性传播是本病的主要传播途径，包括同性及异性之间的性接触。②血液传播。共用针具静脉吸毒，输入被艾滋病病毒污染的血液或血制品以及介入性医疗操作等均可受感染。③垂直传播。感染该病的孕妇可以通过胎盘、产道及产后血性分泌物或哺乳等方式将病毒传给婴儿。

最近认为性病患者，特别是有生殖器溃疡者（如梅毒、软下疳、生殖器疱疹）也应列为艾滋病的高危人群。

◆日常哪些接触不会传染艾滋病

只要你愿意了解预防艾滋病的知识，只要你选择健康的生活方式，每个人都有能力保护自己不受艾滋病病毒的传染。

艾滋病病毒不会通过咳嗽或打喷嚏经飞沫传播；饮水、饮食不会传染艾滋病；商场、电影院、车站、码头、办公室、车间、教室、游泳池、交通工具等不会传染艾滋病。

日常生活接触不会传染艾滋病，如握手、拥抱等不会传染艾滋病；同用电话、厕所等不会传染艾滋病；有防护地照料、护理艾滋病患者不会传染艾滋病；接触汗液、泪液不会传染艾滋病，除非皮肤有破损时。

蚊虫或其他昆虫叮咬不会传染艾滋病。

◆什么是艾滋病窗口期

当人体被艾滋病病毒感染后,大多要在感染后 2 个月左右才能测出艾滋病病毒抗体,长的到 6 个月左右才能测出来。因此,从感染艾滋病病毒到血清艾滋病病毒抗体转阳(也就是能测出抗体),这一段时间称为窗口期。

窗口期的意义在于感染者没有症状表现,用现有的检验方法也查不出来。处于这个时期的感染者若作为供血者筛查时不能被检出,将造成输血传播。另外,窗口期艾滋病病毒感染者的精液和阴道分泌物也含有艾滋病病毒,可以引起性传播。

◆得了艾滋病有哪些表现

从艾滋病病毒侵入人体到发病(潜伏期)时间较长,一般需要2～10 年才发展成艾滋病。艾滋病病毒侵入人体后到发展成为艾滋病可分为 3 期:

(1)急性期　健康人受艾滋病病毒感染后30%～70%在2～4 周内发生由病毒血症和免疫系统急性损伤所产生的急性感染症状,表现为发热、全身不适、头痛、厌食、恶心、肌痛、关节痛和淋巴结肿大。

(2)无症状期　此时没有任何症状,但血清中能检出艾滋病病毒以及艾滋病病毒抗体,此期可持续2～10 年或更长。

(3)艾滋病　艾滋病的表现多种多样,概括起来有 5 种表现:①体质性疾病表现,即发热、乏力、不适、盗汗、厌食、体重下降、慢性腹泻和易感冒等症状。伴有全身淋巴结肿大,可有肝大、脾大,曾称为艾滋病相关综合征。②机会性感染。如肺孢子菌、弓形虫、隐球菌、念珠菌、鸟分枝杆菌、巨细胞病毒、疱疹病毒等感染。③继发性恶性肿瘤,如卡波西肉瘤、恶性淋巴瘤等。④神经系统感染,表现为头痛、抑郁、记忆力下降、注意力不集中、表情淡漠等,即所谓的"艾滋病痴呆综合征"。⑤由免疫缺陷并发的其他疾病,如慢性淋巴细胞性间质性肺炎等。

◆哪项检查可确诊艾滋病

确诊艾滋病主要依靠血清学检查,艾滋病病毒抗体或艾滋病病毒抗原呈阳性,是确定诊断的重要依据。

◆怎样预防艾滋病

对于个人来讲,预防艾滋病首先是要洁身自好,在任何时候都不要心存侥幸,要远离毒品,不要到私人血站卖血。

生病时要去正规医院看病,不要输来历不明的血液,不要到不可靠的诊所去打针、拔牙、针灸、手术、美容等。注意个人卫生,不与他人共用牙刷、剃须刀,尽量不要接触他人的体液、血液。患病的妇女月经期要处理好月经用品,可集中收在一起,用过氧乙酸或84消毒液喷洒消毒或焚烧处理。

感染艾滋病后应避免怀孕,以防将疾病传染给胎儿。艾滋病产妇也不要为自己或他人的婴儿哺乳。

艾滋病患者性生活时可采用避孕套,但有一点要注意,即使用避孕套也不能百分之百保证不感染艾滋病病毒,避孕套造成的预防失败原因主要是避孕套破裂、滑脱、质量不好、厚度与弹性差、选择不当、反复使用等。

还有一点对预防艾滋病来讲是十分重要的,那就是社会对艾滋病患者的关爱。

总之,艾滋病是可以预防的,只要人人都能注意防范,艾滋病并不可怕。

◆得了艾滋病怎么办

一旦感染了艾滋病病毒,要正视现实,保持乐观的心态,积极治疗。医学发展日新月异,相信人类一定能战胜艾滋病。

艾滋病病毒有多种亚型,变异快,毒力不同,因此染上艾滋病病毒后更应该洁身自好,不能再有高危行为,如性生活混乱、注射毒品等,否则再染上毒性更强的艾滋病病毒,会加快发病。

遵守政府有关法令,不威胁和损害他人。夫妻间如有一方感染艾滋病病毒时,性生活中要坚持正确使用避孕套,以减少传染机会。感染艾滋病毒的人应劝说同自己有过性生活的人接受艾滋病病毒抗体检查。目前艾滋病治疗最主要的是抗病毒治疗,还有对症治疗等。

/淋 病/

◆什么是淋病

淋病是由淋病奈瑟球菌(淋球菌)引起的急性或慢性接触性传染病,是以泌尿和生殖系统化脓性感染为主的性传播疾病。在我国法定管理的传染病中属乙类传染病。

淋病是主要的性传播疾病之一,是一种古老的疾病,在2 000年前的医书中就有类似症状的记载。在我国,目前其发病率排在性传播疾病之首位。

人类对淋球菌没有免疫力,目前也没有预防淋病的疫苗。

◆淋病是如何传播的

人是淋球菌唯一"青睐者",该菌对其他动物不致病,传染途径主要是通过性交传染。目前,我国以暗娼为主要传染源。成人,尤其是男性淋病患者几乎百分之百是由性交传染的。在感染者中,男性易传给女性,一次性交由男性传染女性的感染率为50%~90%,女性传染男性的感染率为25%~50%。感染率与性交次数成正比。

非性接触传染主要是接触了含淋球菌的分泌物或被其污染的用具所致,如经污染的衣裤、被褥、寝具、毛巾、浴盆、马桶圈和手等可造成间接传播。

儿童淋病很少见,感染者以3~7岁幼女为主,多因通过接触被淋球菌污染的物品,如毛巾、浴盆等而间接传染,表现为阴道炎、外阴炎、尿道炎。新生儿淋球菌性结膜炎多是在通过产道时被传染。妊娠期妇女患淋病可引起羊膜腔内感染,包括胎儿感染。

◆得了淋病有哪些表现

淋病的潜伏期为2~10天,平均3~5天。

(1)男性淋病　开始症状是尿频、尿急、尿痛。尿痛为排尿开始时尿道外口刺痛或灼热痛,个别患者因痛而不敢小便,尿排尽后疼痛减轻。随之出现尿道红肿并有脓性分泌物,清晨起床后有尿道糊口现象,严重者可有尿道黏膜水肿,腹股沟淋巴结肿大压痛,甚至化脓。如果淋球菌侵入后尿道,排尿到最后时,可有血尿、血性精液、会阴部坠胀或低热。一般全身症状较轻,仅有发热、全身不适、食欲不振等。

淋球菌如果侵入前列腺、精囊、附睾等部位,会发生淋菌性前列腺炎、精囊炎、附睾炎等,这些统称为淋病并发症。

(2)女性淋病 50%~70%患者常无自觉症状,有症状者常体现在以下几方面:①尿道炎、尿道旁腺炎等。尿道口红肿、湿润,有浆液性或脓性分泌物,尿道口灼热或尿痛,排尿困难,重者呈血尿。②淋病性阴道炎、淋球菌宫颈炎。开始无症状表现,是因为阴道内感染与正常白带难以分清。重者子宫颈口红肿、糜烂,白带呈脓性或血性,有恶臭气味,并可出现下腹痛及腰痛,外阴红肿和糜烂。③前庭大腺炎。前庭大腺开口于阴道两旁,易受阴道和尿道排出的脓液污染而发炎,重者可形成前庭大腺脓肿。症状表现为前庭大腺红肿疼痛。④并发生殖系统感染,包括子宫内膜炎、输卵管炎、盆腔炎等。症状表现为发热、寒战、恶心呕吐、食欲不振、下腹痛、腰痛及白带增多。

◆什么是淋球菌性结膜炎

该病是由于淋球菌感染结膜引起急性化脓性结膜炎,这种情况多见于新生儿。

新生儿淋球菌性结膜炎主要是产妇患有淋病性阴道炎或淋球菌宫颈炎,分娩时新生儿经产道感染造成的。成人淋球菌性结膜炎多是因使用被淋球菌污染的毛巾、浴巾、手帕或用被污染的手擦眼睛而被感染。

淋球菌性结膜炎的主要表现是眼睛红肿,眼屎较多且呈脓性,严重时角膜发生溃疡,引起穿孔,导致失明。成人多为单眼发病,新生儿多为双眼发病,并常在出生后2~3天有症状。

◆治疗淋病的原则有哪些

治疗淋病的原则有：①早诊断，早治疗，以免转为慢性。②适当休息，不可过度劳累和剧烈活动，严禁饮酒和吃刺激性食物，治疗期间和治愈后 10 天内禁止性生活。③患者的配偶和性伴侣均应到医院检查、治疗。④家庭中如有淋病患者，应注意分居，并注意隔离和消毒；浴巾、浴盆应分开使用，被污染的衣物、用具应消毒，特别应注意保护眼睛。⑤要遵循及时、定量、规则的用药原则，根据不同病情采用相应的治疗方案。⑥还要注意有无合并衣原体或其他性传播疾病。⑦治疗后要注意进行复查，以判断是否已经痊愈。

◆治疗淋病首选什么药

治疗淋病首选青霉素类药物，应用前必须做青霉素皮试，对青霉素过敏者可选择红霉素、诺氟沙星、大观霉素（淋必治）、头孢曲松钠、氧氟沙星、环丙沙星、阿奇霉素等，任选一种即可。同时还可以外用清洗剂，这样既能将局部细菌杀死，又能冲洗掉脓性分泌物，使治疗效果更好。常用的外用清洗剂有 3% 硼酸、0.1% 依沙吖啶（雷夫奴尔）及洁尔阴洗剂等。

◆淋病治愈要达到哪些标准

淋病治愈的标准是：①症状全部消失。②在治疗结束后第 4 天和第 8 天从患病部位（男性尿道或前列腺按摩液；女性宫颈、尿道）取分泌物标本,进行涂片和细菌培养2次,并在3个月后再取分泌物,进行涂片或细菌培养1次。如果3次结果均阴性(化验不出来)才算彻底治愈。

◆ 淋病治愈后还会不会再得

人体对淋球菌感染不产生免疫力,所以即使淋病治好了,以后若不注意预防,还会再得。

◆ 孕妇得了淋病怎么办

生育期妇女淋病99%是通过性交感染的,主要感染部位是子宫颈管,随着病情发展,淋球菌会向上(子宫)蔓延。妊娠早期患了淋病,一般不主张施行人工流产手术,因为施行人工流产手术,会使淋球菌侵入宫腔造成子宫、输卵管或盆腔感染。需要施行人工流产手术,一定要先治愈淋病。在妊娠期,可遵医嘱应用一些对胎儿无伤害的抗生素,尽量根治淋病。

◆ 怎样预防淋病

淋病虽然危害较大、传染性很强,但根据淋病的传播途径来看,淋病是完全可以预防的,大可不必谈"淋"色变,甚至住旅馆害怕传染,吓得不敢洗澡。

预防淋病要从几个方面做起:①坚持一夫一妻的性生活,禁止卖淫、嫖娼,这是预防淋病最有效、最重要的措施。②注意保持外生殖器清洁,勤换内裤,勤洗手;不要用不干净的手揉眼睛;触摸患病部位后,要立即洗手及消毒手部。③在公共场所注意卫生和防护,提倡淋浴,不使用共用的毛巾、浴缸、马桶等。家中常备一些消毒药品,对别人(客人)用过的物品及自己用的物品注意消毒。一家人也不应共用毛巾等容易传播疾病的物品。④得了淋病要及时治疗,以避免传染给配偶及他人。夫妻一方得了病,要在治愈后再过性生活,且性交时必须使用避孕套;淋病患者应禁止与儿童,尤其是幼女同床睡觉,不与他人共用毛巾、脸盆、浴巾和浴盆等;淋病患者应自觉不去公共浴室等。⑤为了预防新生儿淋球菌性结膜炎,对每一个新生儿都要用1%硝酸银滴眼液进行预防。⑥ 30 天内接触过患淋病的性伴侣,应该及时去医院检查。

◆为什么说女性患者是淋病的主要传染源

男性患淋病以后尿频、尿急、尿痛症状明显,容易被及早发现。而女性外阴既有尿道又有阴道,所以女性淋病以阴道及子宫颈感染为主,其症状是阴道口有脓性分泌物排出,但往往被误认为是白带而不易被早期发现,这样患者带菌污染周围的物品不易被发现,或患病后因症状不明显仍过性生活而将疾病传染给他人。只有淋球菌蔓延到女性尿道时,才有明显的尿频、尿急、尿痛症状而被发现。所以女性淋病患者是主要的淋病传染源。

/梅　毒/

◆梅毒的流行现状如何

梅毒在我国法定管理的传染病中属乙类传染病。梅毒是一种经典性性病,于1505年经印度传入我国广东省,当时称为"广东疮""杨梅疮""花柳病"等。新中国成立以后,梅毒在我国一度被消灭,近年来随着对外交往的日益频繁,梅毒的发病率也呈上升趋势。

◆梅毒是如何传播的

梅毒是人类传染病,动物不会患梅毒,因此梅毒患者是本病的唯一传染源。一般来讲,患梅毒的最初1~2年传染性较强;病程超过2年以上,传染性逐渐减弱;病程超过8年,传染性已经极小。

梅毒的常见传播途径有3种:

(1)性传播　这是梅毒最主要的传播途径,约占梅毒患者的95%。梅毒患者的皮肤、黏膜破损处有大量的梅毒螺旋体,很容易通过性接触者皮肤、黏膜的损伤处发生传染。

(2)垂直传播　患梅毒的孕妇可以通过胎盘及脐静脉由母体传染给胎儿。分娩过程中新生儿通过产道时皮肤擦伤处也会发生接触性感染。

(3)其他途径传播　接吻及哺乳或偶尔通过接触梅毒患者用过的日常用品,如衣服、毛巾、剃须刀、餐具、烟嘴、被褥、床单、门把手、坐式便器和医疗器械等也可被感染。

梅毒螺旋体由性接触、血液、母乳等途径传染给成年人或儿童的为后天性梅毒或获得梅毒。梅毒螺旋体通过胎盘传染给胎儿的称胎传梅毒或先天性梅毒。

◆梅毒有哪些表现

根据病变发展的不同阶段,梅毒分为早期梅毒(包括一期梅毒和二期梅毒)和晚期梅毒(即三期梅毒)。

(1)一期梅毒 主要表现为外阴部无痛性下疳(硬下疳)及所属的淋巴结肿大。

一般在不洁性交后 10~60 天,平均 21 天发病。开始在外阴部(男性在包皮、冠状沟、系带及龟头上;男同性恋在肛门、肛管或直肠;女性好发部位在大阴唇、小阴唇、阴道前庭、子宫颈处)出现暗红色斑丘疹或米粒大小的红斑后隆起,形成豆大至指头大的硬结,随之丘疹表面糜烂,形成表浅的溃疡,有浆液性渗出。这种溃疡直径 1~2 厘米,单个,圆形或椭圆形,稍高出皮面,边界清楚,边缘如堤状隆起,基底部可有少量浆液性渗出(含有大量梅毒螺旋体),无脓液,质地坚硬,因此称为硬下疳,又叫初疮。初疮的部位就是梅毒螺旋体侵入的部位。硬下疳不痒、不痛亦无触痛。

硬下疳出现数天后,一侧腹股沟淋巴结肿大,以后另一侧也肿大。这些肿大的淋巴结还具有以下特点:①大小如指头,较硬,肿大淋巴结散在不融合。②表面无红、肿、热、痛等炎症表现,亦无自觉疼痛及触痛。③不发生化脓。④穿刺液中含有梅毒螺旋体,活体标本检查(活检)时表面呈肉红色。

此时梅毒传染性极强。硬下疳不经治疗,3~8 周可以"自愈",即溃疡愈合,一般不留瘢痕或轻微瘢痕,有时有色素沉着。但这并不意味着梅毒已痊愈,而是处于二期梅毒的潜伏期阶段。如不抓紧治疗,就会转入二期梅毒。

(2)二期梅毒 一般在梅毒螺旋体进入人体后 2～3 个月或硬下疳消失后 6～8 周,开始进入二期梅毒。这时的梅毒螺旋体已由淋巴结侵入血液,并经血液循环播散到全身各个部位,主要表现为梅毒疹、关节损害、眼部病变、中枢神经系统损害等。这一时期是梅毒最活跃的阶段,传染性亦强。

梅毒发生皮肤黏膜损害者占 80%～95%,皮疹遍及全身,呈对称性分布;形态多种多样,自觉症状轻微,一般不痛不痒或仅有轻微瘙痒。

梅毒患者还会出现骨关节损害,常发生骨膜炎及关节炎,多发生于四肢长骨,表现为晚上和静止休息时疼痛加重,而白天及活动时较轻。初次接受梅毒治疗时有增剧反应。

二期梅毒还可发生虹膜炎、虹膜睫状体炎、视网膜炎、脉络膜炎、视神经炎等多种眼病及中枢神经系统损害。中枢神经系统损害多为无症状性神经梅毒,虽无症状,但脑脊液有异常变化。极少数人有脑膜炎症状等。

(3)三期梅毒(晚期梅毒) 早期梅毒未经治疗或治疗不彻底,梅毒螺旋体将潜伏在体内,经过 3～4 年可出现三期梅毒表现,此期虽然传染性很小,但对人体的伤害更加严重。主要是皮肤、黏膜及骨骼损害,感染 10 年以上者可出现心血管梅毒及神经梅毒,危害更大。

晚期梅毒皮肤损害有两种表现:①结节性梅毒疹,好发于头皮、肩胛、背侧及四肢伸侧。②树胶样肿,它出现较迟,形态较大,部位深,常是单发硬结,随硬结的长大中心软化坏死,呈紫红色,分泌黏稠脓液,状如树胶,好发于下肢及臀部。

心血管梅毒为晚期梅毒,表现为单纯性主动脉炎、主动脉瓣关闭不全、主动脉瘤等。

神经梅毒可表现为无症状神经梅毒,也可表现为脑膜血管神经梅毒及麻痹性痴呆等。

心血管梅毒及神经梅毒的治疗很困难,后果也很不好。

◆先天性梅毒有何表现

先天性梅毒分为两期:早期先天性梅毒年龄在 2 岁以下,又分早期先天性梅毒及早期潜伏期梅毒;晚期先天性梅毒年龄在 2 岁以上,有晚期先天性梅毒及晚期潜伏期梅毒。

早期先天性梅毒的表现常出现于产后第 2~6 周,婴儿有流鼻涕、鼻塞、口腔黏膜损害;皮肤表现多样,如斑丘疹、鳞屑性损害、水疱及大疱性损害、扁平湿疣样损害,口角、肛周可发生线状皲裂,皮肤干皱如老人,可伴有脱发、甲沟炎、甲床炎、贫血、营养不良、肝大、脾大。

晚期先天性梅毒的表现有哈钦森牙、基质性角膜炎(实质性角膜炎)、神经性耳聋。

如胎儿出生后逐渐出现以上症状表现,其母又患有梅毒,诊断并不困难。

◆什么是梅毒血清学检查

对梅毒患者的血清进行梅毒螺旋体抗原和抗体检查,称为梅毒血清学检查,对梅毒的诊断有重要意义。梅毒血清学检查分为两种:

(1)非梅毒螺旋体抗原血清试验　又称为快速血浆反应素试验(RPR),检测患者血清中有无抗体,10 分钟即可出报告结果。这是医院常用的检验,可作定量测定,用于观察疗效,判断是否复发及再感染。但此试验在患病毒性肝炎、麻疹、上呼吸道感染、活动性肺结核时均可出现假阳性。

（2）梅毒螺旋体抗原血清试验　这是应用螺旋体抗原来检测患者血清中有无特异的抗体。该试验特异性强,可用于诊断试验。

◆怎样治疗梅毒

梅毒一旦确诊应该早期、足量、规范地用药治疗。青霉素为治疗梅毒的首选药,青霉素过敏时可用红霉素、四环素或多西环素。

治疗期间患者要注意休息,加强营养,避免性生活,性伴侣必须同时接受治疗。

◆潜伏梅毒没有症状是否需要治疗

潜伏梅毒又称隐性梅毒。如果感染了梅毒螺旋体后出现了各种症状,称为显性梅毒。如果未经治疗或药量不足,治疗不彻底,尽管梅毒症状已经消失,但梅毒血清学检查（化验）仍呈阳性;有些人感染梅毒后,从未出现过任何症状,只是在抽血化验时,才发现梅毒血清学检查呈阳性,这类患者就是潜伏梅毒,很多患者都属于此类。

潜伏梅毒虽然没有症状,带菌者外表看来很健康,但体内有梅毒螺旋体存在,当人体抵抗力下降时,随时都会产生症状。所以潜伏梅毒,尤其是早期,一旦发现,必须立即治疗,以便尽早杀灭隐藏在体内的梅毒螺旋体,从而消除隐患。

◆怎样预防梅毒

对有传染性的梅毒患者应予隔离治疗。3 个月内凡接触过传染性梅毒的性伴侣都应体格检查,必要时按早期梅毒进行治疗。对已经抗梅毒治疗者,须定期复查,如有血清复发或症状复发均应及时重新进行抗梅毒治疗。对供血者应进行体格检查和血液检查,有传染性的梅毒患者不能作供血者。

对个人来讲,预防梅毒最主要的措施是洁身自好,这才是彻底切断梅毒传播的主要途径。

早期梅毒治愈前禁止过性生活,女性梅毒患者在彻底治愈前应避免妊娠。

家中如有梅毒患者,可选用过氧乙酸(按说明配制)对其用品,如衣物、被褥等进行消毒。尤其是要注意不要与患者的皮疹、溃疡等处接触。

◆梅毒能否被彻底治愈

梅毒能否治愈,主要取决于患梅毒病的早晚及病情的严重程度。一般来说,早期梅毒经过充分足量的治疗,硬下疳是可以根治的;二期梅毒疹也可完全消失,二期梅毒其他部位的损害多数也可以完全治愈,并且没有传染性,但少数人可以复发;晚期梅毒的损害多数是不能治愈的,少数人也只能稳定病情,多数严重症状难以改善。

/ 脊髓灰质炎 /

◆脊髓灰质炎有哪些危害

脊髓灰质炎是由脊髓灰质炎病毒所致的急性传染病,在我国法定管理的传染病中属乙类传染病。这种病多发生于小儿,后遗症为肢体瘫痪,故又称"小儿麻痹症"。

◆ 脊髓灰质炎是如何传播的

脊髓灰质炎患者及其病毒携带者均有传染性,是该病的传染源。该病通过两个途径引起传播:①粪－口传播,是主要传播途径,脊髓灰质炎病毒通过患者的粪便排出体外,使水源、食物、用具、玩具、手受到污染,再经口摄入传播。②通过飞沫传播,在患者发病早期,鼻咽部分泌物中存在有脊髓灰质炎病毒,此时若近距离接触患者,吸入含有病毒的空气就会被传染。

◆ 哪些人易得脊髓灰质炎

新生儿出生后可自母体获得免疫力,出生后 3～4 个月时这种免疫力已降至最低水平,故 4 个月前的婴儿很少得病。4 个月以后,如果接触到脊髓灰质炎病毒即可发病。所以,该病以 6 个月至 5 岁的小儿发病率最高。随着脊髓灰质炎减毒活疫苗糖丸的应用,小儿发病率明显下降,近年散发病例有年龄增高趋势,成人患病相对增多,况且年长儿童或成人得病后病情多较婴幼儿重,瘫痪发生率也较高。

◆ 脊髓灰质炎常发生在哪个季节

在过去,脊髓灰质炎发病有较明显的季节性,夏、秋季发病率显著高于冬、春季,通过脊髓灰质炎减毒活疫苗糖丸的普遍应用,该病已近于被消灭,所以目前该病已没有季节性发病的特点了。

◆得了脊髓灰质炎会有哪些表现

从脊髓灰质炎病毒进入人体到发病需要 5~35 天,一般为 9~12 天。但是大部分人感染病毒后并不发病,仅有约 10% 的人发病。发病的早期有感冒及胃肠炎症状,大多有低热或中度发热,伴有全身不适、头痛、咽痛、流涕、咳嗽,也可有恶心呕吐、腹痛腹泻等症状。少数患者在热退后再次出现高热,头痛及颈、背、四肢肌肉疼痛,尤以活动及体位变化时最明显。有 1%~2% 的患者在发病 2~7 天后出现瘫痪,这时体温开始下降,体温正常后,瘫痪亦停止进展。瘫痪最常见于四肢,尤其是下肢,是分布不对称的软瘫,严重者可导致死亡。

◆得过脊髓灰质炎还会再得吗

从理论上讲,得过脊髓灰质炎还会再得,而实际上,这种情况很少发生。

脊髓灰质炎病毒有 3 个不同的类型,就像弟兄 3 个姓一个姓。3 个类型病毒之间的免疫是独立的,即得过 I 型脊髓灰质炎,可获得终身免疫力,永远不会再得 I 型脊髓灰质炎,但是还会再得 II 型或 III 型。事实上脊髓灰质炎病毒进入体内 90% 不会发病,而发病者又仅 1%~2% 出现瘫痪,不出现瘫痪者又很难诊断为脊髓灰质炎,所以很少见到得过脊髓灰质炎后再得此病的人。但切不可因此而不重视预防,因为即使只有千分之一、万分之一的瘫痪概率,不管落到谁的身上,都是个人及家庭之大不幸。服用脊髓灰质炎减毒活疫苗糖丸并不费事,却能起到预防作用,何乐而不为!

◆如何治疗和预防脊髓灰质炎

本病无特效治疗方法,最主要、最有效的预防措施就是服用脊髓灰质炎减毒活疫苗糖丸,只要全世界普遍应用,本病是有望消灭的传染病。

◆服用脊髓灰质炎减毒活疫苗糖丸要注意哪些事项

服用脊髓灰质炎减毒活疫苗糖丸应注意以下几个问题:①尽量在冬、春季节服用,这样才能保证在夏、秋季易发病时身体已获得免疫能力。②不能用温热水服用,一定要用凉开水服,以免降低免疫作用。③服用脊髓灰质炎减毒活疫苗糖丸后偶有低热或腹泻,必要时可对症处理。在极少情况下,疫苗株病毒可突变而恢复致病性,引起接种者发病。④严重营养不良、佝偻病、活动性肺结核及急慢性心、肝、肾疾病患者忌用。⑤免疫功能明显低下者禁服脊髓灰质炎减毒活疫苗糖丸,可用脊髓灰质炎灭活疫苗。

/麻 疹/

◆麻疹是怎样传播和流行的

麻疹是由麻疹病毒所引起的急性呼吸道传染病。在我国法定管理的传染病中属乙类传染病。

麻疹患者是该病唯一的传染源,发病前 2 天至出疹后 5 天内,患者的结膜、鼻、口咽、气管的分泌物中都含有病毒,故这一时期的患者有传染性。

麻疹主要经呼吸道传播,当患者咳嗽、打喷嚏时,病毒就会随飞沫经口、咽、鼻部或结膜侵入易感者,密切接触者亦可经污染病毒的手传播。

麻疹多在冬、春季节流行。

患者病后可获得持久的免疫能力,以后不会再得此病。

◆麻疹发病的早期有哪些表现

麻疹的早期患者主要表现为上呼吸道炎症,一般在接触麻疹患者3~5天后发病。该病起病急,有发热、全身不适、食欲不振等症状,继而出现咳嗽、流鼻涕、打喷嚏、结膜充血、畏光、流泪以及咽痛等,这时候的表现很容易与一般的感冒混淆。发病2~3天后,约90%的患者在口腔两侧的颊黏膜上出现麻疹黏膜斑,为麻疹早期特有的表现,很具有诊断价值。此斑位于口腔两侧第二磨牙对面的颊黏膜上,呈白色小点,针尖大小,周围有红晕,初时仅数个,1~2天内迅速增多融合,扩散至整个颊黏膜,甚至见于唇内侧及牙龈黏膜,2~3天内又很快消失。

◆麻疹容易和哪些疾病混淆

(1)风疹 风疹与麻疹的主要不同之处在于前者发热及上呼吸道症状轻,无麻疹黏膜斑。出疹时间早,一般在发热2天内即出疹,一天之内可满布全身,1~2天内就消失,不留色素沉着,不脱屑。出疹期耳后、枕下淋巴结肿大。风疹预后好,并发症少。

（2）幼儿急疹　常见于2岁以下的幼儿。起病急,主要表现为高热,持续3～5天,上呼吸道症状轻,体温骤降时出现皮疹,皮疹散在呈玫瑰色,多位于胸、背、腰、腹的躯干部,1～3天皮疹消退,热退疹出为该病的特点。

（3）猩红热　早期发热,咽痛明显,1～2天后全身出现针尖大小猩红色皮疹,压之褪色,面部仅充血无皮疹,口周有苍白圈,皮肤出现大片脱皮。

（4）药疹　近期有服药史,皮疹痒,低热或无热,无麻疹黏膜斑及打喷嚏、流鼻涕等表现。停药后皮疹逐渐消退。

◆麻疹的发热与出疹有什么特点

麻疹发热3～4天后出现皮疹,首先在耳后发际,渐及前额、面、颈,然后自上而下顺序蔓延到躯干、四肢,最后达手掌、足底。皮疹初为红色斑丘疹,大小不等,形状不一,高出皮肤,压之褪色,初发时稀疏,色较淡,疹子较细,以后逐渐融合成片,皮疹间可见到正常皮肤。

出疹时,全身症状加重,体温40℃左右,出疹期3～5天。之后,症状按出疹的先后顺序消退,皮疹颜色渐变为棕褐色,退疹时体温开始下降,全身症状也随之减轻,在皮疹消退后有麦麸样脱屑,留有褐色色素沉着,2～3周后完全消失。

◆麻疹有哪些并发症

由于病毒毒性的强弱不一,侵入人体病毒数量的不同,感染者的年龄差异、免疫力高低不等,使麻疹的发病有轻有重。麻疹严重者常有以下并发症:

（1）喉炎　以2~3岁小儿多见，继发细菌感染时可导致喉部组织水肿，分泌物增多，极易引起喉梗阻。表现为声音嘶哑、犬吠样咳嗽、呼吸困难、缺氧等，严重时须及早做气管切开术。

（2）肺炎　为麻疹最常见的并发症，多见于5岁以下的患儿，占麻疹患儿死因的90%以上。麻疹病毒引起的肺炎多不严重，主要为继发肺部感染，病原体可为细菌或病毒，也可是多种细菌混合感染。

（3）心肌炎　2岁以下小儿患麻疹时易导致心肌病变，表现为气促、烦躁、面色苍白、发绀、心率快、皮疹不能出全或突然隐退。

（4）脑炎　麻疹脑炎的发病率为0.01%~0.5%，表现与其他病毒性脑炎相似，病死率约15%。多数患者可康复，部分患者留有智力低下、癫痫、瘫痪等后遗症。

（5）亚急性硬化性全脑炎（SSPE）　这是麻疹病毒所致远期并发症，属亚急性进行性脑炎，罕见，常在原发麻疹后2~17年（平均7年）发病，患者逐渐出现智力障碍，性格改变，运动不协调，视听和语言障碍，癫痫发作，最后因昏迷、强直性瘫痪而死亡。

◆孩子接触了麻疹患者怎么办

易感儿接触麻疹患者2天内及时接种麻疹减毒活疫苗可预防麻疹。

体弱、患病、妊娠妇女及年幼的易感者接触麻疹患者后，应立即采用被动免疫，在接触患者5天内注射人免疫球蛋白3毫升可预防发病，免疫有效期3~8周。

◆儿童患麻疹后应注意哪些事项

儿童患了麻疹应注意隔离和卧床休息，不要让患儿再去幼儿园或上学,如果不隔离于人于己都不利。于人,是把疾病传播给他人;于己,患儿不能很好地休息,于身体不利。患者的居室要经常通风,但应避免穿堂风,以免患者着凉。保持空气新鲜、湿润,光线不宜过强,以保护患儿畏光的眼睛(有因患麻疹未保护好眼睛而致盲者),避免受凉受热,保持皮肤、黏膜清洁。多饮水,让患儿进食易消化又营养丰富的流质饮食。有些地区流传麻疹患者要忌口、忌洗、忌风的说法是没有科学道理的,应予纠正。

◆应该什么时候给孩子打麻疹预防针

孩子出生后8个月,就应打麻疹预防针,免疫期4~6年,7岁时再复种1次。

/ 百日咳 /

◆何谓百日咳?它的流行特点是什么

百日咳在我国法定管理的传染病中属乙类传染病。百日咳是由百日咳杆菌引起的急性呼吸道传染病,任何年龄的人都可患此病,但以小儿最常见,6个月以内的婴儿发病率最高。如果治疗不及时,病程2~3个月,故称之为百日咳。

百日咳的传染性很强,患了这种病,从潜伏期末开始,就从呼吸道排菌,故患者这时就有传染性。从发病的第1周到第3周,尤其是第1周时传染性最强,但病后免疫力持久,一般不会再得第二次。

◆百日咳的表现特点是什么

顾名思义,百日咳这个病的主要表现是咳嗽,百日咳的咳嗽特点是阵发性、痉挛性咳嗽,并出现如鸡鸣样的吸气声,且咳嗽以夜间更甚。

◆百日咳必须咳嗽100天吗

百日咳是一种流行于冬、春季节的急性呼吸道传染病,主要通过患儿口鼻喷出的飞沫传播。5岁以下的小儿易被感染,年龄愈小病情愈重,如治疗不及时,常迁延2～3个月,因其病程长,故称百日咳,但绝非必须咳嗽100天才能好,只要治疗及时,护理得当,病程是可以缩短的。

◆百日咳有哪些并发症

百日咳能否治愈与患者有无并发症及年龄有很大关系,常见的并发症有支气管肺炎、肺不张、肺气肿及皮下气肿、百日咳脑病等,如果并发支气管肺炎及百日咳脑病则疗效较差,年龄在1岁以内的患儿病死率也比较高。

◆怎样照顾百日咳患儿

对百日咳患儿应该早期隔离治疗,要保持患儿所住的房间空气新鲜、阳光充足、温度适宜,避免室内空气干燥,适当增加空气湿度有利于咯痰;保持环境安静,让患儿卧床休息,避免不良刺激以减少咳嗽发作;体格健壮的患儿只要不发热,可以下床或到户外做些轻微活动;多吃一些营养丰富和易于消化的食物,患儿咳嗽、呕吐严重时,要少食多餐,一阵呕吐刚过是患儿进食的最佳时机,因为下次咳嗽、呕吐要过一阵子才会出现。在患儿腹部系上一条稍宽的布带(稍紧些),可减轻咳嗽过频所致的腹肌酸痛。小儿剧烈咳嗽时会引起窒息,应注意守护。

◆怎样预防百日咳

(1)控制传染源　因为百日咳患儿是该病的唯一传染源,故在流行季节确诊的患儿应立即隔离至病后40天,密切接触的易感者可医学观察至少21天。

(2)切断传染源　百日咳杆菌在体外的生存能力很弱,离开人体后很快就会死亡,不能耐受干燥,在60℃环境中15分钟就可死亡,对紫外线及一般化学消毒剂也很敏感,所以,对患者的居住地可不必消毒,只需通风换气即可。

(3)注射疫苗　按照计划免疫程序接种百日咳疫苗是最好的预防方法。

(4)药物预防　对易感者又有本病接触史的小儿可预防性应用红霉素或复方磺胺甲噁唑7~10天。

总之,对百日咳的预防要采取综合措施,重点在于早期隔离患儿并按免疫程序接种吸附百白破联合疫苗。

/ 白　喉 /

◆白喉是什么病？有什么流行特点

白喉是由白喉棒状杆菌引起的急性呼吸道传染病。在我国法定管理的传染病中属乙类传染病。

患者和病菌携带者为本病的主要传染源。

传播途径以呼吸道飞沫传播为主，也可经食物、玩具及物品间接传播。

白喉，一年四季均可发病，但以冬、春季多发，这与白喉棒状杆菌本身不耐热而较耐寒、耐干燥有一定的关系。因白喉为呼吸道传染病，故在居住拥挤、卫生条件差的地方容易引起流行。

◆白喉的特征性表现是什么

白喉的主要表现皆由白喉棒状杆菌引起，以咽、喉、鼻等处的黏膜充血、肿胀，并有灰白色假膜形成。此外，患者还有发热、面色苍白、无力等全身中毒症状。

白喉按其病变的部位可分为咽白喉、喉白喉、鼻白喉及其他部位白喉4种。轻者全身症状很轻，咽、喉、鼻处无假膜或仅有小片状假膜，严重者不仅全身症状重，如发热、呼吸困难等，假膜片大且呈灰白色，严重时可使人缺氧窒息和全身衰竭死亡。

◆白喉易出现哪些并发症

(1)中毒性心肌炎 常见于重型白喉,多发生于病程的第2~3周。主要表现有面色苍白,听诊心率加快或减慢,心律失常,严重者会出现心力衰竭。

(2)周围神经麻痹 多发生于病程的第3~4周。患者会因软腭麻痹而出现鼻音声重、进食呛咳及腭垂反射消失。其次为颜面肌、眼肌及四肢肌麻痹等。

(3)其他 可有支气管肺炎、其他化脓性感染、中毒性肾病及中毒性脑病等。

◆治疗白喉主要用什么药

重症白喉应住院隔离治疗。白喉的病死率较高,早期使用白喉抗毒素和青霉素是治疗成功的关键。对青霉素过敏者可用红霉素,疗程为7~10天。

◆照顾白喉患者要注意哪些问题

白喉患者一定要严格卧床2~4周,严重者4~6周。并发中毒性心肌炎者,白喉局部病变好转后,未卧床仍有猝死的可能。要让患者进食高热量流质食物。一旦发现患者有呼吸困难的情况应及时告知医生,采取抢救措施。照顾患者的亲属也要注意佩戴口罩,做好自身防护措施。

◆怎样预防白喉

（1）管理传染源　对白喉患者要进行呼吸道传染病隔离至临床治愈，治愈后 2 次（隔天 1 次）咽拭子细菌培养阴性者可解除隔离。与患者接触者检疫 7 天。带菌者隔离 7 天，用青霉素或红霉素治疗。

（2）切断传播途径　患者接触过的物品及分泌物，必须煮沸或用加倍量的 10% 漂白粉乳剂等进行消毒。

（3）保护易感者　新生儿出生后 3 个月就应按计划免疫程序接种吸附百白破联合疫苗。7 岁以上儿童首次免疫或流行期易感者，接种白喉类毒素或吸附精制白喉、破伤风二联类毒素。密切接触的易感者可肌内注射白喉抗毒素1 000～2 000 单位（儿童1 000单位）进行被动免疫，有效预防期 2～3 周。

／流行性脑脊髓膜炎／

◆流行性脑脊髓膜炎是一种什么病

流行性脑脊髓膜炎简称流脑，是由脑膜炎球菌引起的急性化脓性脑膜炎。流脑经呼吸道传播，在儿童化脓性脑膜炎的发病中居首位。流脑在我国法定管理的传染病中属乙类传染病。

◆流脑的流行特点是什么

带菌者和患者是流脑的传染源。流脑流行期间，50% 以上的正常人鼻腔内可检出脑膜炎球菌,但无任何症状,不易被人发现。因此,带菌者是造成本病流行的重要传染源。脑膜炎球菌借喷嚏、咳嗽等由飞沫直接从空气中传播。脑膜炎球菌在体外生活能力很差,通过日常接触传播的机会很少。人对流脑普遍易感,6 个月至 2 岁的婴幼儿发病率最高,可能与密切接触,如拥抱、哺乳、同睡、亲吻有关。流脑全年均可发生,但有明显的季节性,多发生在冬、春季节,3~4 月为发病高峰期,5~6 月下降。

◆流脑的表现有哪些特点

患了流脑以后,有的人最初会出现感冒样症状,流鼻涕、鼻咽干燥、咽痛、全身不适,一部分人会停留在这个阶段,不再发展,但有一部分人病情会继续发展。这是因为脑膜炎球菌进入血液并很快进入脑膜,导致患者出现一些症状和体征,如患者突然发热,体温高达40℃左右,伴有寒战,全身皮肤和黏膜会出现瘀点、瘀斑。这些瘀点或瘀斑起初是玫瑰色的,隐约而稀少,但很快变成暗红色,压之不褪色,从针尖大小到蚕豆大小,很不一致,出现的部位可在四肢或躯干的皮肤,口腔黏膜和结膜也可见到,瘀点和瘀斑是流脑的特征性表现。流脑最主要的症状是头痛和呕吐。这种头痛是剧烈的、无法忍受的,呕吐是喷射性呕吐,每日少则 1~2 次,多则 10 余次,绝大多数人有脖子发硬,头往后仰,也就是医生说的脑膜刺激征。流脑虽然是脑膜发炎,但脑实质也会出现不同程度的损伤,患者表现为表情呆滞,狂躁,惊厥,重者出现神志不清和抽搐。

婴儿因中枢神经系统发育不成熟,临床表现不典型,除高热、呕吐、拒食、烦躁、啼哭外,惊厥、腹泻、咳嗽较多见,可能不出现脑膜刺激征,一般前囟门紧张隆起。

◆诊断流脑需做哪些检查

（1）血常规检查　白细胞计数明显增高，多在 20×10^9/升以上，中性粒细胞也明显增高。

（2）脑脊液检查　这是明确诊断的重要方法。患者脑脊液压力升高，外观混浊，白细胞数明显升高，以中性粒细胞数增高为主。另外，脑脊液中蛋白质含量增高，糖及氯化物含量明显降低。

（3）细菌学检查　这是确诊的重要手段。脑脊液离心沉淀后涂片或皮肤瘀点、瘀斑涂片染色镜检可查到脑膜炎球菌，脑脊液或血培养阳性率不高。

（4）血清免疫学检查　临床常用的抗原检测方法有对流免疫电泳法、放射免疫测定法、间接血凝试验。

◆怎样护理流脑患者

发现流脑患者要尽早隔离治疗，并密切注意患者的病情变化，发现问题及时告诉医生。要保持患者的皮肤清洁，防止瘀斑破溃感染，保持呼吸道通畅，预防并发症。

◆治疗流脑目前主要用哪些药

治疗流脑首选青霉素，疗程 5~7 天。磺胺类药物，如磺胺嘧啶，一般用于对青霉素过敏者、轻症患者或流行期间大面积治疗者。治疗流脑也可选用氯霉素，但一般不作首选，只在患者不宜用磺胺类药物或青霉素时或病情危重需要用两种抗菌药联合治疗时使用。儿童不宜使用氯霉素。头孢菌素类适用于不能用青霉素或氯霉素的患者及青霉素耐药菌株感染的患者。

◆怎样预防流脑

(1)管理传染源 及早发现患者,就地隔离治疗。隔离至症状消失后3天,一般不少于病后7天,密切接触者应医学观察7天。

(2)切断传播途径 搞好环境卫生,保持室内通风,不要让儿童接触患者。在流脑高发季节尽量避免到人多拥挤的公共场所。托幼机构及集体单位如有本病发生及流行,应及早隔离患者。

(3)提高人群免疫力 ①疫苗预防以15岁以下儿童为主要对象。新兵入伍及免疫缺陷者等均应给予接种。国内多年来应用流脑A群多糖菌苗。②药物预防。对密切接触者可用复方磺胺甲噁唑,成人每天2克,儿童每天每千克体重服50~100毫克,连用3天。也可用利福平,成人每天600毫克,儿童每天每千克体重服5~10毫克,分2次服用,连用3天。

/猩红热/

◆猩红热是什么病? 它是怎样传播的

猩红热是急性呼吸道传染病,导致猩红热的病原体叫乙型A群溶血性链球菌。猩红热在我国法定管理的传染病中属乙类传染病。

猩红热在全年均可发病,但以冬、春两季较多见。所有年龄的人均可发病,但以5~15岁儿童多见。

猩红热是由患者和带菌者传播的,传播途径是通过空气中的飞沫传播。患者用过的用具、玩具、衣服等不会传播疾病,皮肤脱屑本身也无传染性。

猩红热自发病前24小时至疾病高峰时传染性最强,到了皮肤脱屑阶段则多无传染性。患过猩红热的患者不能获得终身免疫,如若再次感染,有可能再发病。

◆得了猩红热会有哪些表现

猩红热是急性传染病,起病急骤,高热、头痛、明显咽痛,重症患者咽东西困难,小儿有腹痛。

起病第2天,患者的颈部、胸部即出现密集的、针头大小的猩红色皮疹,压之褪色。这些小疹子迅速延及躯干及四肢,皮肤充血,皮疹间无健康皮肤,全身密密麻麻很多疹子,略有痒感。在颈部、腋下、腹股沟等皮肤皱褶处,皮疹融合成深红色的线状,称为线状疹(帕氏线)。病后1周,皮肤有糠皮样脱屑或大片脱皮时,患者已无传染性。

在发病时还可发现患者有咽峡炎及颌下淋巴结肿大,面部充血潮红,口鼻周围显得苍白,称口周苍白圈,这也是猩红热的一个特征性表现。舌乳头呈红肿状,突出于白苔之外,像草莓一样,称"草莓舌"。

◆猩红热容易与哪些病相混淆

(1)药疹　患者起病前有用药史,有时皮疹可呈多样化表现,既有猩红热样的皮疹,同时也有荨麻疹样皮疹。一般无咽峡炎及草莓舌,发热、头痛等症状较轻。

(2)麻疹　有明显的上呼吸道感染症状,如流鼻涕、打喷嚏等。

皮疹一般在发热 3~4 天后出现,大小不等,形状不一,呈红色斑丘疹,皮疹之间有正常皮肤。

(3)风疹 全身症状轻,皮疹为充血性斑丘疹,疹间皮肤正常,疹退后无脱屑,耳后及枕下淋巴结肿大。

(4)金黄色葡萄球菌感染 某些金黄色葡萄球菌也能产生红疹毒素,所以也可出现猩红热样的皮疹。鉴别诊断有赖于细菌培养。

◆怎样照顾猩红热患者

应让患者卧床休息、住院或家庭隔离至咽拭子细菌培养 3 次阴性且无化脓性并发症出现,才可解除隔离(自治疗日起不少于 7 天)。让患者吃些富含营养、易消化的食物,多喝开水。

◆治疗猩红热主要用哪些药

猩红热是由乙型 A 群溶血性链球菌引起的,这种细菌对青霉素比较敏感,故治疗猩红热首选的药物是青霉素,使用后效果比较好,但有人对青霉素过敏不能用,对这种患者可用红霉素进行治疗。另外,还可适当配合使用中药清热解毒口服液、板蓝根冲剂等。

◆怎样预防猩红热

(1)控制传染源 隔离患者,密切接触者应医学观察 7 天,需与儿童密切接触的工作人员中的带菌者应暂时调离工作岗位,用青霉素治疗 7 天,至咽拭子细菌培养 3 次阴性后才能继续工作。

（2）切断传播途径　对患者分泌物及污染物应随时消毒，护理人员要注意佩戴口罩。

（3）保护易感人群　目前针对猩红热还没有理想的疫苗，在流行季节或暴发时可用青霉素或磺胺类药物预防。

／流行性出血热／

◆什么是流行性出血热

流行性出血热又称肾综合征出血热。该病是由流行性出血热病毒（汉坦病毒）引起的一种自然疫源性疾病。在我国法定管理的传染病中属乙类传染病。该病起病急，病情重，进展快，表现多样，复杂多变，病死率高。该病广泛流行于亚欧许多国家和地区，我国为重疫区。很多人将该病误认为"鼠疫"，其实这是两种完全不同的疾病，唯一相同之处是传染源均为鼠类。流行性出血热病后体内可获得持久的免疫力，二次患病者极为罕见。

◆流行性出血热是怎样传播的

目前国内外的学者认为引起流行性出血热的病原体是病毒，我国发现53种动物携带该病病毒，然而只有黑线姬鼠、大林姬鼠和褐家鼠为该病的主要传染源，也就是说这几种鼠的身上带有引起流行性出血热的病毒，它们可以将病毒传染给人。

本病的传播途径有以下5种：

（1）呼吸道传播　带病毒鼠的排泄物（粪、尿、唾液等）污染尘埃后形成气溶胶,通过呼吸道而传染给人。

(2)消化道传播 带病毒鼠的排泄物污染食物,后者被人摄入而被传染。

(3)接触传播 带病毒鼠的排泄物或血液直接与人破损的皮肤或黏膜接触,或被带病毒鼠咬伤而被传染。

(4)垂直传播 孕妇被传染后,体内的病毒可经胎盘传染给胎儿。

(5)虫媒传播 曾有报道寄生于鼠类身上的恙螨也可传播该病。

◆流行性出血热有哪些表现

从病毒进入人体到发病需 4～46 天,一般为 7～14 天。典型病例病程中有发热期、低血压休克期、少尿期、多尿期和恢复期的 5 期经过,但非典型病例明显增加。如轻型病例可出现越期现象,重症患者可出现发热期、低血压休克期和少尿期互相重叠现象。

(1)发热期 急骤起病,畏寒发热,体温常在39～40℃,可持续3～7 天,亦可发热 10 天以上。一般发热越高,热程越长,病情越重。此期常出现"三痛"和"三红"表现,即头痛、腰痛、眼眶痛,一般称为"三痛",系血管扩张、组织水肿所致;病初多有颜面、颈部、胸部皮肤充血发红,一般称为"三红",极似酒醉貌,并可出现出血点或瘀斑。此外,还伴有全身乏力、食欲差、恶心、呕吐、腹痛、腹泻等表现。此期一般持续 4～6 天。

(2)低血压休克期 多数患者于发热末期或热退同时出现血压下降,少数患者在热退后发生,所以,热退病情加重是本期的特点。一般血压开始下降时四肢尚温暖,若血容量继续下降则表现为脸色苍白,四肢冰冷,脉搏细弱或不能触及,尿量减少。当大脑供血不足时患者可出现烦躁、谵妄。少数顽固性休克患者,长时间血液循环不良可出现发绀。此期一般持续 1~3 天。

（3）少尿期　此期的主要表现为少尿、尿毒症、酸中毒、水和电解质紊乱。24 小时尿量少于 400 毫升为少尿，少于 50 毫升为无尿。尿毒症是本期的主要特征，是本病最严重的阶段。尿毒症时表现为厌食、恶心、呕吐、腹胀、腹泻、顽固性呃逆、头痛、头晕、烦躁、嗜睡，甚至昏迷、抽搐。酸中毒表现为呼吸又快又深，患者可以出现水肿、低血钠、高血钾。此期一般持续 2~5 天。

（4）多尿期　此期一般出现在病程第 9~14 天，持续时间短者 1 天，长者可达数月之久。根据尿量和氮质血症情况可以分为三期：①移行期。每天尿量 400~2 000 毫升，此期虽尿量增加，但血尿素氮和肌酐等反而升高，症状加重，不少患者因并发症而死于此期，要特别注意观察病情。②多尿早期。每天尿量超过 2 000 毫升，氮质血症未见改善，症状仍较重。③多尿后期。尿量每天超过 3 000 毫升，并逐日增加，氮质血症逐步下降，精神、食欲逐日好转，此期每天尿量可达 4 000~8 000 毫升，少数可达 15 000 毫升以上。此期若水和电解质补充不足或继发感染，可发生继发性休克，亦可发生低血钠、低血钾等症状。

（5）恢复期　主要症状消失，食欲增加，体力逐渐恢复，尿量趋于正常。此期需 1~3 月，重者可达数月甚至数年。少数危重患者可遗留慢性肾脏损害及内分泌失调。

根据患者病情轻重，流行性出血热还可分为轻型、中型、重型、危重型及非典型 5 型，这里不再赘述。

◆怎样护理流行性出血热的患者

对流行性出血热的患者不必进行隔离，但发热期的患者必须卧床休息,且需住院治疗。要鼓励患者多进食高热量、高维生素、易消化的食物,多饮水,对于不能进食者应给予静脉补液。

少尿期要限水和限蛋白质摄入。要根据尿量决定入水量,给予低蛋白质、高维生素、易消化的食物。若发生消化道出血应禁食、禁水。注意保持眼、口及皮肤的清洁,防止感染。

多尿期应加强营养,逐渐增加蛋白质及高热量饮食,注意多饮水,防止发生脱水。

恢复期应加强营养,适当下床活动,但不宜过度劳累。

◆目前有无治疗流行性出血热的特效药

目前还没有治疗流行性出血热的特效药。该病的治疗原则是以综合疗法为主,早期抗病毒,中、晚期根据各期特点给予相应的对症治疗。重点在于防治休克、尿毒症、出血。各期治疗原则如下:

(1)发热期 重点是抗病毒,调整免疫功能,补充液体,预防休克,保护肾功能。

(2)低血压休克期 重点是抗休克,保护心、脑、肾重要脏器功能。

(3)少尿期 治疗原则为"稳、促、导、透",即稳定机体内环境、促进利尿、导泻,必要时采用血液透析。

(4)多尿期 加强营养,维持水和电解质平衡,防止继发感染。

(5)恢复期 补充营养,逐步恢复体能。

近年来通过早期诊断和治疗措施的改进,该病的病死率已由10%降至3%~5%。

◆怎样预防流行性出血热

预防该病的措施为灭鼠，搞好食品卫生和个人卫生，防止鼠类排泄物污染食品，不要用手接触鼠类及其排泄物。

外出野营或在工地时不宜睡地铺，以防接触野鼠。在外出野营时应将食物挂起或封置于容器中，以减少鼠类接触的机会。在乡村，应尽量将住房周围的谷草、垃圾等清理干净，以免野鼠藏匿。

疫区集体野外作业时，应将住址选在无鼠洞或鼠洞较少处。搭建休息棚时，应先做好地基，填塞鼠洞，彻底灭鼠，并定期灭螨、防螨。目前我国已研制成功肾综合征出血热灭活疫苗，对流行性出血热病毒感染有明显保护作用，但有发热、严重疾病和过敏者忌用。

/ 狂犬病 /

◆什么是狂犬病

狂犬病又名恐水症，是由狂犬病毒引起的一种人兽共患的中枢神经系统急性传染病。在我国法定管理的传染病中属乙类传染病。人狂犬病通常由病兽以咬伤的方式传染给人。本病名为狂犬病，可实际上不光是只有犬才能将病毒传染给人，其他如猫、猪、牛、马、狼等也可传染狂犬病。狂犬病一旦发生，病死率为100%，是一个很凶险的传染病，可以说狂犬病是可防不可治的病。

◆狂犬病是怎样传播的

狂犬病的传染源是带狂犬病毒的动物,家畜中以狂犬为主,其次为猫、猪、牛、马等,野生动物如蝙蝠、浣熊、狼、狐狸等也可传染狂犬病。我国狂犬病的主要传染源是病犬,一些貌似健康的犬唾液中也可带有病毒,也能传染狂犬病。患者的唾液中虽含有少量病毒,但未见有人传播狂犬病的报道。

狂犬病毒主要通过咬伤传播,也可由带狂犬病毒的犬的唾液经各种伤口侵入人体,有时在宰杀病犬、剥皮、切割过程中裸露皮肤有创口也可被感染。

◆被狗咬伤是否一定会得狂犬病

从理论上讲,如果不是被病犬咬伤,就不会得狂犬病;如果被病犬咬伤,及时注射疫苗者发病率仅为0.15%;如果没有注射疫苗,发病率约为13.93%。我国狂犬病的主要传染源是病犬,然而要判定一条犬是不是病犬并不是一件很容易的事,一些貌似健康的犬的唾液中也可带病毒,也能传播狂犬病。因此,凡是被狗咬伤,最好及时注射狂犬病疫苗进行预防。

被病犬咬伤是否发病与下列因素有关:①咬伤部位。头、面、颈、手指处被咬伤后发病机会多。②咬伤的严重性。创口深而大者发病率高。③伤口处理。迅速彻底冲洗者发病机会少。④衣着厚者受感染机会少。⑤及时、全程、足量注射狂犬病疫苗者发病率低。⑥免疫功能低下者,发病机会多。

◆得了狂犬病有哪些表现

从被病犬咬伤到发病一般需要 1~3 个月的时间,最长 10 年以上。受寒、惊吓、悲痛、劳累可能为诱发因素。本病的表现可分为前驱期、兴奋期和麻痹期。

(1)前驱期　开始症状类似感冒,有低热、倦怠、头痛、恶心、全身不适,继而恐惧不安、烦躁失眠,对声、光、风等刺激敏感并有喉头紧缩感。在愈合的伤口及其神经支配区有痒、痛、麻及蚁走等异样感觉。本期持续 2~4 天。

(2)兴奋期　突出的症状是高度兴奋、恐惧不安、恐水、怕风。体温常升高(38~40℃)。恐水、怕风为本病的特征,典型患者虽口渴但不敢喝水,看见水、听见流水声,甚至说到水字,都可引起患者咽肌严重痉挛。外界的多种刺激,如风、光、声也可引起咽肌痉挛,严重发作时可出现全身肌肉阵发性抽搐,因呼吸肌痉挛致呼吸困难和发绀。此期患者大量流涎,乱吐唾液,大汗淋漓,心率加快,血压上升。患者神志大多清楚,部分可出现精神失常、幻视幻听等。本期持续 1~3 天。

(3)麻痹期　患者全身肌肉抽搐停止,进入全身弛缓性瘫痪,由安静进入昏迷,最后因呼吸、循环衰竭死亡。该期持续时间较短,一般为 6~18 小时。

◆被犬咬伤后怎么办

被犬咬伤后,若离医院较近可立即去医院。若离医院较远可先就地简单处理一下,然后尽快去医院。简单处理的方法是:①冲洗。应尽快用 20% 肥皂水或用 0.1% 苯扎溴铵彻底冲洗伤口至少半小时

(但二者不能合用),力求除去狗涎,挤出污血。②消毒。冲洗后用70%酒精搽洗,再用碘酊反复消毒数次,伤口一般不予缝合或包扎,以便排血引流。

入院后再用药物预防,可用狂犬病人免疫球蛋白或抗狂犬病血清,在伤口底部和周围行局部浸润注射。此外,尚要注意预防破伤风及细菌感染,并及时注射狂犬病疫苗。

有的人被动物咬伤后,没有及时注射狂犬病疫苗,但过了很长时间也没有发病,就认为没有被传染上狂犬病,不需要再注射狂犬病疫苗来预防了,这是不对的。因为有些患者的潜伏期可超过 12 个月。所以世界卫生组织建议,被狂犬咬伤数月后的患者也应该进行免疫接种。

◆怎样注射狂犬病疫苗

(1)暴露前预防接种　即在没有被狗咬伤前接种狂犬病疫苗。这种预防主要用于高危人群,如兽医、山洞探险者,从事狂犬病病毒研究的实验人员和动物管理人员。接种方法:按 0 天、7 天、28 天接种 3 针狂犬病疫苗,可获 1 年以上的免疫力。

(2)暴露后预防　凡被犬咬伤者,或被其他可疑动物咬伤、抓伤者,或医务人员的皮肤破损处被狂犬病患者唾液沾污时需做暴露后预防接种。一般被咬伤当天(第 1 天)、第 3 天、第 7 天、第 14 天、第 28 天各注射狂犬病疫苗 1 针。成人和儿童剂量一样。严重咬伤(头面、脖颈、手指、多部位被咬伤者或被犬舔触黏膜者)可全程注射 10 针,于当天至第 6 天每天 1 针,随后于第 10 天、第 14 天、第 30 天、第 90 天各注射 1 针。

/钩端螺旋体病/

◆什么是钩端螺旋体病

钩端螺旋体病简称钩体病,俗称"打谷黄"或"稻瘟病",从俗名上可看出其发病季节为秋收季节,易感人群多为农民。本病是由致病性钩端螺旋体引起的急性动物源性传染病,鼠类和猪是主要传染源。早中期为败血症或并发症,而中毒症状消退后又起的症状为后发症,重症患者有明显的肝、肾、中枢神经系统损害和肺弥漫性出血,危及生命。在我国法定管理的传染病中属乙类传染病。

◆钩体病的流行趋势如何

该病呈世界性流行,以热带、亚热带最多。由于钩体在外界存活需要适当的温度及湿度,其感染需在特定的条件和环境下发生,因此该病的流行具有明显的地区性、季节性、流行性和一定的职业性。我国以长江流域及其以南,东南沿海和西南地区较严重,我国仅西北地区未发现该病流行。

钩体病好发于多雨温暖的夏、秋季节(6~10月)。在南方产稻区,常在收割季节短期内突发大量病例,造成局部流行或大流行。雨水型钩体病或洪水型钩体病的发生多集中在暴雨、洪水发生后,短期内出现流行。

本病的易感者为农民、牧民、渔民、屠宰工人、下水道工人、打猎者等。国外自20世纪70年代后,患者从职业性接触转向野外活动偶然接触为主,年龄亦有以儿童为主的倾向。

◆钩体病是如何传播的

本病的主要传染源为野鼠(黑线姬鼠)和猪。黑线姬鼠为稻田型钩体病的重要传染源,猪为洪水型钩体病的主要传染源。钩体病患者虽然尿中也可排出钩体,但数量很少,尚未发现人与人之间的传播,故人作为传染源的可能性很小。

钩体病传播方式为直接接触传播。在秋收季节,野鼠群集田间觅食,其中病鼠将带钩体的尿液排出,污染稻田水和土壤,农民赤足下田劳作,钩体即可侵入手足皮肤细微破损处造成稻田型钩体病流行。在暴雨、洪水发生时,由于猪的粪尿外溢污染环境,人接触疫水后常引起洪水型钩体病、雨水型钩体病的流行。其他传播途径还有渔民捕鱼时接触疫水等。

◆钩体病有哪些表现

钩体病从感染到发病一般需要 7~14 天。因感染钩体的类型不同及人体的反应性差异,其症状表现也复杂多样,通常分为以下 5 型:

(1)感染中毒型 又称流感伤寒型,主要表现有:①发热。体温高达 39℃,少数患者伴有寒战。②头痛及全身肌肉酸痛。③全身乏力。尤其是腿软明显,患者甚者不能站立和下床活动。④眼红。发病第 1 天即出现眼红,以后迅速加重,直到热退眼红仍存在,无分泌物及畏光感。⑤腿痛。以小腿肚肌肉疼痛特别明显,患者不能走路,轻压即痛,甚至不能碰,一碰就痛。⑥浅表淋巴结肿大、压痛。主要是腋窝及腹股沟淋巴结肿大，质软。此型持续1~7天。可随着热退而愈，也可随热重发展为以不同器官损害为主的其他类型。

（2）黄疸出血型　经过感染中毒后，于病程的第4~8天出现进行性加重的黄疸、出血和肾损害。轻者以轻度黄疸为主，一般在短期内痊愈恢复。重者可迅速因肾衰竭、肝衰竭、大出血而死亡。

（3）肺出血型　经过感染中毒后，于发病的第3~4天病情加重，出现不同程度的肺出血，轻者咳嗽、痰中带血，为鲜红色泡沫样痰或黏液，无呼吸困难，无皮肤、口唇发绀。经适当治疗常迅速痊愈。重者表现为发热、头痛等症状加重，出现气促、心慌、憋气并伴有恐惧感，血痰增多或虽然无血痰，但迅速出现呼吸及循环障碍。此时若治疗不及时，患者最终可因肺泡迅速充满血液而窒息死亡。

（4）肾衰竭型　各型钩体病均可有肾损害，但多可恢复正常，少数发生少尿、氮质血症与尿毒症者，称为肾衰竭型。这种情况常出现于黄疸出血型的患者身上，并为其致死的主要原因。单独的肾衰竭型较为少见。

（5）脑膜脑炎型　患者于发热3~4天后，出现头痛、呕吐、颈项强直等脑膜炎症状，或神志障碍、瘫痪、昏迷等脑炎的表现。单纯脑膜炎患者预后较好，伴有脑炎者病情较重，可因脑水肿、呼吸衰竭而死亡。

◆ 钩体病的后发症有哪些

部分钩体病患者在发热消退的恢复期可再次出现发热、眼部症状和中枢神经系统症状，一般认为这是由于感染钩体后诱发的变态反应引起，称为钩体病的后发症。

钩体病的后发症主要表现有：①发热。经治疗痊愈后3~4天，再出现发热,体温在 38℃ 左右,经 1 ~ 3 天而自退。后发热与青霉素剂量和疗程无关。②反应性脑膜炎。少数患者在后发热时或稍后出现头痛、恶心、呕吐、颈项强直等表现,虽有脑脊液改变但已无钩体,预后良好。③眼后发症。在钩体病热退后 1 周至 1 个月,患者出现虹膜睫状体炎、脉络膜炎及葡萄膜炎,视力受影响较大,应及时治疗。④闭塞性脑动脉炎。一般于隐性感染后 2 ~ 5 个月出现偏瘫、失语,可为短暂的反复发作,多数患者在治疗 1 ~ 2 个月后可恢复。

◆怎样治疗钩体病

钩体病的治疗包括抗菌治疗、对症治疗和后发症治疗。

钩体对多种抗生素均敏感,一般首选青霉素。对青霉素过敏者,用庆大霉素、四环素、多西环素也有很好疗效。

对症治疗主要针对各种类型的重症钩体病患者。

后发症为人体免疫反应所致,故不需要抗菌药物。轻症者常可自行缓解。对影响较大的眼后发症及闭塞性脑动脉炎等,可酌情应用肾上腺皮质激素以缓解病情。

◆什么是赫氏反应

部分钩体病患者在应用青霉素治疗后发生症状加重反应,一般在首次应用青霉素后 2 ~ 4 小时,患者突然出现寒战、高热,持续 1 小时左右,而后大汗淋漓,发热骤退,重者可发生休克,这种情况称为赫氏反应。一般患者在反应之后病情恢复较快,但少数患者,病情加重,此反应促发肺弥漫性出血,对患者生命构成威胁。

出现赫氏反应时应及早给予镇静剂,如异丙嗪、氯丙嗪或地西泮

（安定），及早给予肾上腺皮质激素，采用冰袋或温水浴以降低体温。

赫氏反应的发生与大剂量应用青霉素致钩体过多死亡释放毒素有关，故为了减少赫氏反应，在使用青霉素治疗钩体病时，可采用小剂量与分次给药的治疗方案。

◆怎样预防钩体病

（1）管理传染源　加强田间灭鼠和家畜（主要为猪）粪尿管理。

（2）切断传播途径　主要措施包括个人防护和不接触疫水。在清理灌木、杂草以及在可能有钩体存在的湿地时要做防护，如在稻田劳作时，应戴手套，穿长筒靴、长袖上衣、长裤等。处理死亡动物或猎擒动物时应戴手套。暴雨及洪水后不要在水沟中游泳或涉水，特别是皮肤有伤口或溃疡时，**游泳还会增加经眼、鼻、口感染的危险**。不饮未经煮沸或化学处理的池塘水或溪流水。

（3）易感者预防接种　接种对象为：①重点流行区所有人，有禁忌证者除外。②一般流行区接种对象为疫水接触机会多的高危人员及新到疫区的外来人员。③老疫区的接种对象为青少年和外来人员。钩端螺旋体疫苗在每年流行季节前半个月到1个月开始接种，第1年接种2次，相隔半月。第1次皮下注射1毫升，第2次2毫升，当年保护率可达95%，以后每年加强注射1针，剂量为2毫升。在接触疫水期间也可用化学药物预防，每周口服1次多西环素200毫克，亦可有80%以上的保护率。

/ 布鲁氏菌病 /

◆什么是布鲁氏菌病

该病又称波状热,是由布鲁氏菌引起的人兽共患性全身传染病。在我国法定管理的传染病中属乙类传染病。本病的主要致病因素为活菌及其毒素。布鲁氏菌属可分为6个生物种,即羊种、牛种、猪种、沙林鼠种、绵羊附睾种及犬种。其中前3种是人类布鲁氏菌病的主要致病菌,尤以羊种致病力最强,感染后症状最重,猪种次之,牛种较弱。该病一般预后良好,大多数患者即使不经治疗亦有自愈倾向。导致患者死亡的主要原因是心内膜炎、严重的神经系统并发症等。少数患者可遗留关节病变和肌肉痉挛、肢体活动不便等后遗症。

布鲁氏菌病在我国主要流行于内蒙古、吉林、黑龙江、新疆、西藏等牧区,其他牲畜较集中的地方也有发生。布鲁氏菌病在春末夏初多发。

◆布鲁氏菌病是如何传播的

(1)传染源 病畜和患者都是该病的传染源。病畜国内以羊为主,其次为牛、猪,其他如鹿、马、狗、猫、骆驼等都可以传染该病。病畜的分泌物、排泄物、流产物及乳汁中含有病菌,既可以传染人,也可以传染其他种类的动物。患者也可以从粪、尿、乳向外排菌。

(2)传播途径 ①接触传播。在接产羊羔、屠宰病畜、挤奶等操作中接触病畜的分泌物或排泄物,病菌可经皮肤微小伤口或结膜感染。②消化道传播。食用了被布鲁氏菌污染的奶、奶制品,或被污染的饮水和肉类而感染。③呼吸道传播。经吸入被布鲁氏菌污染的尘埃而感染。

（3）易感者　本病与职业有关系,兽医、畜牧者、屠宰工人、皮毛加工人员等易感性明显高于一般人群。发病年龄以青壮年为主,男多于女。患过本病后可获得较强的免疫力,再次感染本病者极少。

◆布鲁氏菌病有哪些表现

布鲁氏菌病以发热为主要症状。该病从感染到发病一般需要1~3周(最短3天,最长数月)。根据病程长短可分为急性期与慢性期。

（1）急性期　多数人缓慢起病,少数人可突然发病。主要表现有:①发热。典型表现为波状热,即开始低热,逐日升高,达高峰后再缓慢下降,至体温正常后间歇数日至2周,然后又出现发热。如此呈波状反复发热。发热多伴有畏寒和寒战,高热时患者无明显不适,但热退后自觉症状加重,如全身疲乏,软弱无力。目前典型波状热已不多见,以不规则热多见。②多汗。这也是该病的主要症状之一。患者无论是否发热均多汗,出汗过多可发生虚脱。③关节疼痛,为关节炎所致。多发生于大关节,如膝、腰、肩、髋等关节。疼痛性质初为游走性、针刺样疼痛,以后疼痛固定在某些关节。④神经系统症状。以神经痛多见,常因坐骨神经、肋间神经、三叉神经及腰骶神经受侵犯而产生疼痛。少数患者可发生脑膜脑炎、脊髓炎等。⑤泌尿生殖系统症状。因睾丸炎、附睾炎引起睾丸疼痛是男性患者常见症状之一;女性患者可有卵巢炎、子宫内膜炎及乳房肿痛,但很少引起流产。少数患者可发生肾炎、膀胱炎等。⑥肝、脾及淋巴结肿大。肿大的淋巴结一般无明显疼痛,可自行消散,也可发生化脓、破溃而形成瘘管。

(2)慢性期　病程长于 1 年者为慢性期,可由急性期没有适当治疗发展而来,也可无明显急性病史,发现时已为慢性。此期可表现为疲乏无力,有固定的或反复发作的关节和肌肉疼痛,可存在骨和关节的损害。此外常有精神抑郁、失眠、注意力不集中等精神症状。

◆布鲁氏菌病为什么容易复发

布鲁氏菌侵入人体后进入血液,可以播散到全身各个部位(主要是肝、脾、肾及骨髓),其中有一部分布鲁氏菌被人体巨噬细胞吞噬而被庇护起来,这些细菌逃脱了抗生素和人体免疫功能的清除,在巨噬细胞内大量繁殖并再次冲破所寄生的细胞,又进入血液,引起复发。所以急性期患者经抗菌治疗后,约有 10% 以上的人还会复发。复发常发生于急性感染后数月,亦可发生于治疗后 2 年。

◆怎样护理布鲁氏菌病患者

急性期的患者应卧床休息,不宜下床活动,间歇期可在室内活动,但不宜过量。要让患者进食高热量、高维生素、易消化的食物,加强营养,多饮水。出汗多时要勤擦汗,勤换内衣,每日用温水擦浴。高热时给予物理降温或退热药。头痛、关节疼痛剧烈时可给予镇痛剂。

最后,还要注意在护理好患者的同时,做好消毒隔离和个人防护。

◆有无治疗布鲁氏菌病的特效药

布鲁氏菌对抗生素敏感,因为该菌可在人体细胞内生长,因此应该选择能进入细胞内的药物治疗。世界卫生组织推荐多西环素和利福平联用,疗程6周。此外喹诺酮类药物也有很好的细胞内渗透作用,也可使用。

◆怎样预防布鲁氏菌病

预防布鲁氏菌病首先要管理好传染源,对急性期的患者要隔离治疗,直至患者症状消失,血、尿培养阴性为止。患者的排泄物,尤其是尿液要消毒处理。病畜也要隔离。病畜流产物及死畜必须用化学消毒剂,如3%漂白粉消毒后深埋。

加强畜产品的卫生监督,做好个人防护和职业人群的防护,不要喝未经巴氏消毒法消毒过的乳品,加强水、粪、畜的管理,尽量减少与畜类直接接触的机会,对病畜污染的场所要严格消毒。凡从事牧畜业(包括兽医)、屠宰工作以及有关动物皮、毛、乳、肉等加工的人员工作时,均应穿工作服、戴手套、帽子、口罩等,工作完毕后要用消毒水洗手,用过的工具、防护用品及污染的地面也要消毒,以切断疾病传播途径。

接种疫苗是最重要的预防措施。对接触羊、牛、猪、犬等牲畜的饲养员、挤奶工、兽医、畜牧者、屠宰工人及炊事员等,均应进行预防接种。对健康家畜也应进行预防接种菌苗。

/炭 疽/

◆什么是炭疽

炭疽在我国法定管理的传染病中属乙类传染病,是由炭疽杆菌引起的人兽共患急性传染病。牛、羊、猪、犬等家畜极易患病,人通过接触受感染的动物及污染的畜产品和从外周污染环境吸入炭疽杆菌而被传染。根据病菌进入人体的途径,炭疽又分为皮肤炭疽、肺炭疽和肠炭疽。皮肤炭疽最常见,症状也较轻,能较快恢复;肺炭疽及肠炭疽虽然罕见,但病情严重,病死率很高。得过炭疽的患者病后有较持久的免疫力。

◆什么是肺炭疽

炭疽散布于世界各地,尤以南美洲、亚洲及非洲等牧区较多见,呈地方性流行,为一种自然疫源性疾病。近年来由于世界各国的皮毛加工等集中于城镇,炭疽也发生于城市,成为重要职业病之一。肺炭疽是由于吸入了炭疽杆菌所致的急性呼吸道传染病。人与人之间是否可以直接传染本病,尚未确定。肺炭疽发病急骤,有寒战、高热等中毒症状,死亡率高。

◆炭疽是怎样传播的

(1)传染源 患病的家畜,如牛、羊、猪、犬为传染源,人与人之间的传播尚未确定。

(2)传播途径 ①直接接触病畜和被炭疽杆菌污染的皮、毛、肉等畜产品,可感染皮肤炭疽。②呼吸道传播,在接触皮毛或灰尘时吸入炭疽杆菌的芽孢,导致肺炭疽。③进食未煮熟的带菌肉食,可引起肠炭疽。

(3)易感者 感染多发生于牧民、农民、兽医、屠宰及皮毛加工工人等特定职业人群。感染后可获较持久的免疫力。

◆炭疽有哪些表现

炭疽根据感染部位不同,可分为以下4型:

(1)皮肤炭疽　约占炭疽病例的95%,多发生于暴露的皮肤,如面、颈、肩及上下肢等。开始在皮肤破损处出现斑疹或丘疹,数日后发展为含有血性液体的水疱,水疱破溃后形成溃疡,在坏死溃疡的周围有水疱围绕,血性分泌物在溃疡表面形成数厘米的焦痂,微痒,无明显疼痛。同时伴有发热、全身不适、头痛、肌痛,局部淋巴结肿大。焦痂1~2周后脱落,留下瘢痕。皮肤炭疽预后较好。重症病例可并发败血症,进而侵犯脑膜引起脑膜炎,如未及时治疗,病死率可达25%。

(2)肺炭疽　通常急性起病,开始有低热、干咳、身痛、乏力等流感样症状,2~4天后出现高热、寒战、咳嗽加重,痰呈血性,同时伴有胸痛、呼吸困难、发绀和大汗,常并发败血症、休克、脑膜炎,虽经积极治疗,病死率仍高达80%~100%。此型目前少见。

(3)肠炭疽　亦较少见,症状表现类似食物中毒,可出现剧烈腹痛、腹泻、呕吐,粪便为水样。严重者继之高热、血性大便,可出现腹膜炎及腹水。病死率为25%~75%。

(4)口咽部感染　表现为咽喉部疼痛、颈部明显水肿、局部淋巴结肿大。水肿可以压迫气管和食管,引起呼吸困难和吞咽困难。

炭疽杆菌脑膜炎是各型炭疽的并发症,发生率不高,但发展极为迅速,病情十分凶险,死亡率高,主要表现为剧烈头痛、呕吐、抽搐、昏迷等,脑脊液多呈血性。

◆怎样预防和治疗炭疽

（1）炭疽的预防　①隔离病畜,不用其乳类。炭疽杆菌对外界环境的抵抗力与一般细菌大致相同,但它在自然环境对其不利时可形成芽孢,芽孢的抵抗力则非常强,在150℃的环境下,它能生存1小时,即使在最不利于细菌存活的湿热环境也需120℃　40分钟才能将其全部杀死;在5%苯酚溶液中可生存数天。但其对氧化剂比较敏感,4%的高锰酸钾15分钟内,或过氧化氢溶液(双氧水)1小时内可将其杀灭。故一旦发现病畜,一定要焚毁或深埋其尸体,要埋入地面2米以下,并加大量漂白粉或生石灰。②目前虽未确定炭疽患者有传染性,但仍应对其采取严格隔离措施,直至患者创口痊愈、痂皮脱落或症状消失、分泌物或排泄物培2次阴性为止。对患者的衣服、用具、用过的敷料、吃剩的食物、分泌物、排泄物等分别用煮沸、日光暴晒、高压蒸汽或20%漂白粉澄清液消毒。③注意个人防护,职业性接触家畜及畜产品者,要穿工作服、戴手套和口罩。④对易感者及有关职业者接种炭疽杆菌疫苗,接种方法是用0.1毫升疫苗作皮肤划痕接种(不能注射),每年1次。

（2）炭疽病的治疗　首选青霉素,若青霉素过敏,可用四环素或氯霉素。

／流行性和地方性斑疹伤寒／

◆流行性斑疹伤寒、地方性斑疹伤寒与伤寒有什么不同

斑疹伤寒与伤寒不同,伤寒是由伤寒沙门菌引起的,人因吃进被

伤寒沙门菌污染过的食物而发病。伤寒是急性肠道传染病,症状表现以呕吐、腹泻为主,而流行性斑疹伤寒和地方性斑疹伤寒是由立克次体引起的、以虱或蚤吸血节肢动物为传播媒介的急性传染病,二者立克次体的型别及传播媒介不同。流行性斑疹伤寒和地方性斑疹伤寒在我国法定管理的传染病中属丙类传染病。

◆流行性斑疹伤寒是怎样传播的

流行性斑疹伤寒又称虱传斑疹伤寒,是由普氏立克次体经体虱传播的急性传染病。

患者是该病唯一传染源,发病后第 1 周传染性最强,病程一般不超过 3 周。体虱是本病的主要传播媒介。虱吸患者血后,普氏立克次体随之被吸入虱肠,在肠壁细胞内繁殖,再从虱粪中排出。虱叮咬健康人时,普氏立克次体可由瘙痒处的皮肤伤痕侵入人体而发病。该病多发生在寒冷地区,冬、春季发病较多,因天冷衣服很少换洗,有利于虱的滋生及活动。战争、饥荒、贫困、自然灾害及不良的卫生条件等,均易引起本病的发生及流行。

◆得了流行性斑疹伤寒会有哪些表现

该病的主要表现是起病急骤,持续高热伴有寒战、严重头痛、全身酸痛、失眠、耳鸣、面红、结膜明显充血。患病第 3~5 天出现皮疹,第 2 周除高热不退外,神经症状加剧,呈现意识障碍、烦躁、谵妄,甚至昏睡、昏迷,此期患者容易发生肺炎等合并症而死亡。若患者能度过第 2 周,以后发热即可开始下降,症状也会随之好转。全病程 16~23 天。

　　血清学检查立克次体凝集试验(外斐反应)阳性有助于该病的诊断。治疗药物首选四环素。早诊断,及时应用抗生素,该病多可治愈,病死率约为 1%。患者痊愈后,病原体可长期存在于体内,数年后可再复发,称为复发性斑疹伤寒。

◆怎样预防流行性斑疹伤寒

　　预防流行性斑疹伤寒的关键是发现患者要及时隔离,并立即进行灭虱及治疗,对密切接触者应观察 7~12 日。患者被隔离后 24 小时内要尽快灭虱。对一切接触者及可能有虱的被褥、衣服均应采取灭虱措施,7 天后再重复 1 次。

◆地方性斑疹伤寒是由什么传播的

　　地方性斑疹伤寒又称鼠型斑疹伤寒或蚤传斑疹伤寒,是由莫氏立克次体引起的由鼠蚤传播的急性传染病。

　　家鼠是该病的主要传染源,鼠被莫氏立克次体感染后不立即死亡,鼠蚤在鼠死亡后才叮咬人,这时鼠蚤将含有病原体的蚤粪或呕吐物排于人的皮肤上,因为挠痒人将皮肤抓破后,莫氏立克次体通过皮肤破损处而侵入人体;病原体也可随尘土飞扬,由结膜或呼吸道侵入体内;另外,食入被病鼠尿、粪污染的食物也可传染该病。该病全年均可发生,一般以夏、秋季(8~9 月)较多。

　　该病的发病机制、症状表现、治疗等均与流行性斑疹伤寒相似,但该病病情较轻,病程较短,病死率低,感染此病后可获得持久免疫力。由于地方性斑疹伤寒与流行性斑疹伤寒有交叉免疫,故得过该病后对流行性斑疹伤寒也有一定免疫力。

该病的预防措施主要是灭鼠、灭蚤。

/ 流行性乙型脑炎 /

◆什么是流行性乙型脑炎

流行性乙型脑炎简称乙脑,最早在日本发现,所以在国际上称日本乙型脑炎,是由乙型脑炎病毒引起,经蚊等吸血昆虫传播的急性传染病。得病后进展快,病死率高。乙脑在我国法定管理的传染病中属乙类传染病。

◆乙脑常在哪个季节流行

乙脑主要流行于温带、亚热带及热带地区,我国除青海、新疆、西藏外,全国各地均有流行。

乙脑在热带地区一年四季均可发生,在温带及亚热带地区有明显的季节性,80%~90%集中在7、8、9这3个月,华南地区约提早1个月,华北地区约推迟1个月。

◆人对乙脑有无免疫力

大部分人感染乙型脑炎病毒后并不发病,但可获得持久的免疫力,故成年人已对乙脑有免疫力。母亲传递的抗体对婴儿有一定的保护作用,所以乙脑好发于10岁以下儿童,以2~6岁儿童发病率最高。乙脑集中暴发少,呈高度散发性,家庭成员中少有同时多人发病。

◆乙脑是通过什么传播的

乙脑是一种人兽共患的自然疫源性疾病,许多动物(猪、马、牛、羊、鸡、鸭、鹅等)都可感染乙型脑炎病毒,其中以猪感染率最高,猪是该病的主要传染源。人感染后血中病毒量少,病毒血症期短,故患者不是主要传染源。

乙脑主要通过蚊子叮咬、吸血而传播。蚊子在叮咬了体内有乙型脑炎病毒的动物或人(传染源)后,病毒随血液进入蚊子体内并进行繁殖,带病毒的蚊子再叮咬健康人时,后者就会被传染发病。所以预防乙脑,灭蚊或防蚊子叮咬很重要。

◆得了乙脑有哪些表现

从乙型脑炎病毒进入人体到发病需要 4～21 天,一般为 10～14 天。发病过程可分为 3 期:

(1)初期　起病急,体温在 1～2 天内高达 39～40℃,伴有头痛、呕吐、倦怠和嗜睡。此期持续 1～3 天。

(2)极期　高热持续不退,一般持续 7～10 天,重者可达 3 周。发热越高,热程越长,病情越重,患者可很快出现抽搐和昏迷,严重者出现呼吸衰竭,表现为呼吸节律不规则和幅度不均,如呼吸表浅、双吸气、叹息样呼吸、潮式呼吸、抽泣样呼吸,最后呼吸停止。

(3)恢复期　患者如能度过极期,体温可逐渐下降,神经系统症状逐日好转,一般于 2 周左右可完全恢复。部分患者神经系统症状,如迟钝、痴呆、失语、肢体瘫痪等,恢复较慢,需 3～6 个月,6 个月后仍未恢复者称为后遗症。

◆得了乙脑会留下哪些后遗症

乙脑发病半年以后,若仍有意识障碍、痴呆、失语、肢体瘫痪和精神失常者,称为后遗症。乙脑留下的后遗症经积极治疗可有不同程度的恢复,但癫痫后遗症有时可持续终身。有5%～20%的患者留有后遗症。

◆诊断乙脑一定要做脑脊液检查吗

如果处于乙脑流行的季节,患者又有乙脑的症状,医生高度怀疑脑及脑膜发炎时,应该说做腰椎穿刺(腰穿)查脑脊液对诊断乙脑是很有必要的。因为在检查脑炎或脑膜炎时,医生用手摸不着,用听诊器听不出,甚至连CT都做不出来。脑脊液是由脉络丛产生的无色透明液体,它们保护着脑和脊髓免受外界震荡损伤,当脑或脑膜有炎症时,势必会影响到脑脊液,所以通过脑脊液化验借以判断脑或脑膜是否发炎,其诊断价值是十分重要的。作为患者或患者家属不应拒绝此项检查,应尽力配合医生,早检查、早诊断、早治疗,尽量避免或减少后遗症的发生。

◆腰穿会不会使人变傻

脑和脊髓是相连的,实际上在第2腰椎平面以下的椎管内仅有脑脊液而没有脊髓,从这个地方进行腰穿抽取脑脊液,既不会损伤脊髓,更不会损伤脑,是比较安全的。所以说,腰穿不会使人变傻。

◆目前能否治愈乙脑

对乙脑目前尚无特效的抗病毒药物,可试用利巴韦林、干扰素等。治疗乙脑重点是对症处理好高热、抽搐和呼吸衰竭等。轻症乙脑如果早治疗,多能顺利康复;重症乙脑病死率可高达20%～50%,存活者多有程度不等的后遗症。

◆预防乙脑主要靠什么

预防乙脑首先是灭蚊和防蚊。从理论上讲,只要没有被蚊子叮咬,就不会得乙脑,但实际上却很难做到。所以,预防乙脑主要靠打预防针,提高对乙脑的免疫力。由于注射乙型脑炎减毒活疫苗后在人体内需要1个月的时间才能产生免疫力(抗体),故乙型脑炎减毒活疫苗必须在流行季节到来前半个月到1个月时注射。

需要注意的是乙型脑炎减毒活疫苗不能与伤寒甲型乙型副伤寒联合疫苗同时注射。有中枢神经系统疾患和慢性酒精中毒者禁止接种疫苗。

/ 黑热病 /

◆什么是黑热病

黑热病又称内脏利什曼病,是由杜氏利什曼原虫和婴儿利什曼原虫引起的、通过白蛉传播的慢性地方性传染病。杜氏利什曼原虫主要侵犯人体内脏,少数人可继发皮肤损害。由于该病患者晚期皮肤颜色加深,故称为黑热病。黑热病在我国法定管理的传染病中属丙类传染病。

◆黑热病是如何传播的

黑热病在我国平原地区以患者为主要传染源,常引起人间流行,称为"人源型";西北丘陵地区以病犬为主要传染源,称为"犬源型",多散发;在内蒙古、新疆等荒漠地区以野生动物为主要传染源,称为"野生动物源型"或"自然疫源型"。

该病的传播媒介是白蛉,有 10 余种,中华白蛉是我国黑热病的主要传播媒介。白蛉在叮咬人时,将杜氏利什曼原虫传染给人,杜氏利什曼原虫再随血液到达人体各部位,使人得病。

人群普遍易感,病后可获得持久的免疫力。

◆得了黑热病有哪些表现

黑热病的潜伏期长短不一,平均 3 ~ 5 个月(最短 10 天,最长 9 年),发病多缓慢,主要表现如下:

(1)长期发热　发热无明显规律性,约 1/3 患者一日内有 2 次体温升高(双峰热),发热病程可长达数月,无特别痛苦,有些患者发热数月仍能劳动。

(2)肝、脾、淋巴结肿大　其中以脾大最明显,并呈进行性增大且变硬。肝及淋巴结多为轻度或中度肿大。

(3)贫血及营养不良　晚期患者常有明显贫血,表现为面色苍白、心慌、气短等,亦常有明显的血小板减少,表现为鼻出血、牙龈出血。长期发热导致营养不良,表现为浮肿、皮肤粗糙、皮肤颜色加深。

在病程中,发作与缓解可以交替出现,一般病后 1 个月进入缓解期,体温下降,症状减轻,脾缩小及血象好转,持续数周,以后又可反复发作,病程迁延数月。

◆黑热病有哪些特殊类型

(1)皮肤型黑热病　此型主要发生于平原地区,成人多见,多数患者有黑热病史,亦可发生在黑热病病程中,少数为无黑热病史的原发患者。皮损主要是结节、丘疹和红斑,偶见褪色斑,表面光滑,不破溃亦很少自愈,结节可连成片,类似瘤型麻风。

(2)淋巴结型黑热病　此型较少见,以婴幼儿发病为主,多在丘陵山区流行,表现为淋巴结肿大,尤以腹股沟部多见,其大小不一,无红肿热痛。可有轻度肝大、脾大。

◆黑热病需要做哪些实验室检查

(1)血常规　黑热病患者的全血细胞减少,以白细胞减少最明显。

(2)肝功能　常有肝功能异常,白蛋白减低,球蛋白增多,白蛋白/球蛋白明显减少或倒置,并有谷丙转氨酶及血胆红素升高。

(3)病原体检查　采用骨髓、肝、脾、淋巴结穿刺涂片查找杜氏利什曼原虫,这项检查是确诊黑热病常用的可靠的方法。

(4)血清免疫学检测　阳性结果有助于诊断。

◆诊断黑热病的依据是什么

- 患者曾于白蛉活跃季节(5～9月)在流行区居住过。
- 有反复不规则的发热,中毒症状较轻,肝大、脾大。
- 实验室检查全血细胞减少,抗球蛋白试验阳性,补体结合试验阳性;找到杜氏利什曼原虫可确诊。

◆目前有无治疗黑热病的特效药

治疗黑热病的特效药为葡萄糖酸锑钠,疗效迅速而显著,用后体温可迅速下降,脾脏缩小,血常规恢复正常。

黑热病能否完全治愈取决于治疗是否及时和有无并发症。如治疗及时,病死率很低。但该病可复发,复发率为7%左右。可多次复发,复发次数多者疗效差。有并发症者预后也差。

◆怎样预防黑热病

(1)管理传染源　在流行区白蛉繁殖季节之前,应普查和根治患者。山区丘陵地带应及时查出病犬,并扑杀掩埋。在病犬多的地区动员群众不养犬。

(2)消灭传播媒介　为防患于未然,应在白蛉活动季节及高峰前用敌敌畏、美曲膦酯(敌百虫)等进行喷洒,消灭白蛉,每周1次。为防白蛉躲藏起来和幼虫滋生,应注意保持房屋透光通风和地面干燥,及时清理房间角落的浮土,填实墙上裂缝,消灭老鼠,填塞土洞,去除杂草垃圾,并喷洒药物。

(3)加强个人防护 门窗应安装细孔纱门、纱窗,也可悬挂蚊帐。用酞酸二甲酯(邻苯二甲酸二甲酯,驱蚊油)涂皮肤,以防白蛉叮咬。

/疟 疾/

◆什么是疟疾? 疟原虫分哪几种

疟疾是由疟原虫感染所致的传染病,俗称"打摆子"。可感染人类的疟原虫有 4 种:间日疟原虫、三日疟原虫、卵形疟原虫、恶性疟原虫,其中最危险的是恶性疟原虫。疟疾在我国法定管理的传染病中属乙类传染病。

◆疟疾是如何传播的

疟疾的传染源是疟疾患者和无症状的疟原虫携带者。

疟疾的传播媒介是按蚊,按蚊吸血叮咬皮肤为主要传播途径。当按蚊叮咬疟疾患者时,疟原虫随吸入的血液进入按蚊体内,当这种染疫按蚊再叮咬其他人时,就会将体内的疟原虫"种"入人体,使人发病。

◆得了疟疾会有哪些表现

疟疾发病的规律是发作期与间歇期交替出现,即发作期过后自动进入间歇期。

疟疾发作期典型的症状是寒战、高热、大汗,一个接一个出现。发作开始为寒战,持续 20 分钟~1 小时;接下来是高热,可达 40℃ 以上,伴有全身酸痛乏力,但神志清楚;发热持续 2~6 小时后,开始大汗,体温骤降,自感明显缓解,但全身乏力;持续 30 分钟~1 小时后进入间歇期,此期无明显不适。应注意在疟疾初发时,发热可不规则,一般发作数次以后,才呈周期性发作。疟疾反复发作造成大量红细胞被破坏,可出现不同程度的贫血,脾脏轻度肿大。

间日疟和卵形疟的间歇期为 48 小时,三日疟为 72 小时。恶性疟发热无规律,常先出现间歇性低热,继而出现持续性高热,也可每日或间日发作,但常无明显的缓解间歇,严重者可致脑型疟发作。

◆什么是脑型疟

脑型疟为严重恶性疟的临床类型,偶见于间日疟,主要的表现是先发冷高热,剧烈头痛,甚至呕吐,继之胡言乱语,昏迷与抽搐,严重者可发生脑水肿、呼吸衰竭而死亡。

◆什么是诊断性治疗? 疟疾能不能治好

对症状表现酷似疟疾,但多次血及骨髓检查未发现疟原虫者,医生可能会试用抗疟药治疗,如果用药后 24~48 小时发热被控制而不再发作,则说明抗疟药治疗有效,患者就是疟疾,这就是诊断性治疗。

疟疾的病因是疟原虫,目前使用的杀死疟原虫的药很多,也很有效。常用的抗疟药有以下 3 类:①主要用于控制疟疾发作的药物,常用氯喹、青蒿素。②主要用于防止复发和传播的药物,如伯氨喹。③主要用于预防的药物,如乙胺嘧啶。

◆预防疟疾有无疫苗？怎样预防疟疾

由于疟原虫抗原多样性,给疫苗的研制造成很大困难,所以目前还没有预防疟疾的疫苗。

既然目前没有预防疟疾的疫苗,而疟疾又是由按蚊传播的,所以,预防疟疾就要采取综合措施。

(1)管理和控制传染源　根治疟疾患者及疟原虫携带者,这是预防疟疾的最主要措施。

(2)切断蚊虫传播途径　主要是清除按蚊幼虫滋生场所及广泛使用杀虫药,实施药物灭蚊。

(3)保护易感人群　主要采用蚊香、灭蚊灯驱蚊和蚊帐防蚊。首次进入疟区的易感者可预防性服药。

/登革热/

◆什么是登革热

登革热是由登革病毒所引起,由伊蚊传播的急性传染病,在我国法定管理的传染病中属乙类传染病。登革病毒有 4 个血清型,在我国均存在。根据病情及症状表现可分为典型登革热、轻型登革热和重型登革热 3 型。

◆登革热是如何传播的

在东南亚及我国海南省,本病的主要传播媒介是埃及伊蚊。在太平洋岛屿和我国广东省等,白纹伊蚊是主要传播媒介。具有传染性的伊蚊叮咬人体时,即将病毒传播给人。

◆登革热有哪些表现

从登革病毒进入人体到发病需 5 ~ 8 天。根据病情登革热可分为以下 3 型:

(1)典型登革热 ①发热。急性起病,发热可达40℃,持续5 ~ 7天;头痛和眼球后痛;同时伴有背痛,周身骨、肌肉及关节痛;恶心呕吐,食欲不振,偶有腹痛、腹泻或便秘;颜面潮红,结膜充血,表浅淋巴结肿大。②皮疹。在病程的第3 ~ 6天,皮肤出现多形性皮疹,可为斑丘疹、麻疹样疹或猩红热样疹,分布于全身、四肢、躯干或头面部,发痒。皮疹持续3 ~ 4天。③出血。发生在病程的第5 ~ 8天,表现为不同程度、不同部位的出血,如牙龈出血、鼻出血、皮下出血、咯血、血尿、阴道出血、腹腔及胸腔出血等。

(2)轻型登革热 表现类似流感,全身疼痛较轻,皮疹稀少或不出疹,没有出血表现,浅表淋巴结常肿大。一般 1 ~ 4 天痊愈。

(3)重型登革热 早期表现如典型登革热,于病程第3 ~ 5 天突然加重,剧烈头痛、呕吐、谵妄、狂躁、昏迷、抽搐、大量出汗、血压骤降,并可出现颈强直、瞳孔缩小等;有些患者表现为消化道大出血,甚至出血性休克。本型罕见,但病死率高。

◆登革出血热有哪些表现

患登革热仅有出血症状者称登革出血热,同时有休克症状者称登革休克综合征。

登革出血热开始具有典型登革热的表现,发热、肌痛、腰痛,但骨、关节痛不显著,而出血倾向严重,如鼻衄、呕血、咯血、尿血、便血等。常有两个以上器官大量出血,出血量大于100毫升。有的病例出血量虽小,但出血部位位于脑、心脏、肾上腺等重要脏器而危及生命。

◆怎样预防登革热

本病的预防重点在于防蚊和灭蚊。

(1)防蚊　在流行季节充分利用蚊帐及驱蚊剂,以防蚊虫叮咬。

(2)灭蚊　消除积水,以消灭蚊子的滋生地。

/肺结核/

◆什么是结核病

结核病是由结核分枝杆菌引起的慢性感染性疾病。目前已知对人类有致病性的有人型、牛型、鸟型和鼠型等结核分枝杆菌。结核分枝杆菌可使全身各个脏器发生结核病,但以肺结核为最常见。在我国法定管理的传染病中,肺结核属乙类传染病。祖国医学将结核病称为"痨病",将肺结核称为"肺痨"。

◆肺结核是如何传播的

肺结核的传染源包括结核病患者和结核病牛。长期排菌的慢性纤维空洞型肺结核患者是最主要的传染源;结核病牛通过带菌牛奶也可传染该病。

肺结核的传播途径主要是通过呼吸道传播,患者在咳嗽或打喷嚏时带菌的飞沫被排出体外,细菌飘浮于空气中,或患者咯出的痰液干燥后结核分枝杆菌随尘埃飘浮于空气中,被健康人吸入而传播。随地吐痰可导致结核分枝杆菌的传播,是非常不卫生的坏习惯,应该坚决改正。

◆得了肺结核有哪些表现

肺结核是由结核分枝杆菌引起的肺部慢性感染性疾病,可扩散至全身,病菌可在人体内长期潜伏,常在人体抵抗力低下时发病。该病常呈慢性经过,少数人可急性发病。患病后有低热、乏力等全身症状和咳嗽、咯血等呼吸系统表现,任何年龄的人均可患病。根据结核病的发病过程和临床特点,肺结核分为三期5型。

(1)原发性肺结核 指人体初次感染结核分枝杆菌而发生的肺结核。这种情况多发生于密切接触过结核病患者和未接种过卡介苗的儿童。症状轻重不一,轻者可无症状,一般类似感冒,可有低热、轻咳、食欲减退、体重减轻、盗汗、疲乏等,相当一部分人自己没感觉,只在后来拍 X 线胸片时,发现肺部有钙化而得知曾患过肺结核。

(2)血行播散性肺结核 多由原发性肺结核经血行播散而来,包括急性、亚急性及慢性血行播散型肺结核。急性血行播散型肺结核表现为寒战、高热、身体虚弱、脉搏快而弱、呼吸困难,甚至可出现口唇发绀,咳嗽常不明显,可并发结核性脑膜炎,病情比较严重。亚急性血行播散型肺结核患者可有反复的阶段性的畏寒和发热,常有盗汗、疲乏、食欲不振、消瘦、咯少量痰或血痰等症状。慢性血行播散型肺结核患者常无明显症状,易伴有肺外结核,如肾结核、腹腔结核等。这一型患者有传染性。

(3)继发性肺结核　当人体免疫力低下时,原先潜伏于病灶内的结核分枝杆菌大量繁殖,破坏肺组织导致发病。可出现低热、乏力、食欲不振、消瘦、盗汗、咳嗽、咯血、胸痛等症状。

(4)结核性胸膜炎　多发生在原发性肺结核感染后的半年内,以渗出性胸膜炎最多,年长儿较成人多见。发病多较急,表现为高热38～40℃,病初有胸痛,胸腔积液增多后胸痛可消失,伴有咳嗽、气促、胸闷、呼吸困难。

(5)肺外结核　发生于肺部以外组织或器官的结核病。一般以部位命名,如骨关节结核、结核性脑膜炎、淋巴结结核、肠结核、结核性腹膜炎、结核性心包炎等。

肺结核按活动性和转归分为进展期、好转期和稳定期三期。处于进展期和好转期的患者多有传染性。

◆结核菌素试验对诊断结核病有什么意义

结核菌素试验是诊断结核病的重要手段。因为人体在感染结核分枝杆菌后4～8周,若与结核菌素接触,会出现明显的反应,因此常用结核菌素进行皮试,判断是否受到过结核分枝杆菌感染。如果皮试呈一般反应(阳性反应),表示曾受过结核分枝杆菌感染或接种过卡介苗,不表示患病;如果皮肤呈强烈反应(强阳性反应),表示正在患结核病,需要治疗;如果皮试无反应(阴性),表示未受过结核分枝杆菌感染,对结核病也无免疫力,也可能是正处在结核分枝杆菌感染的潜伏期。

◆常用的抗结核药有哪些

常用的抗结核药分为一线药物与二线药物。一线药物有异烟肼、利福平、乙胺丁醇和链霉素。二线药物有对氨基水杨酸钠、丙硫异烟胺、卡那霉素等。

治疗时应首选一线药物,一线药物效果不好,再使用二线药物。具体选用哪种药,应按医嘱使用,不要自己盲目用药。

◆治疗结核病的原则是什么

治疗结核病的原则是早期、规则、适量、联合、全程。

(1)早期 早期病灶结核分枝杆菌生长旺盛,对药物敏感,同时病灶部位血液丰富,局部药物浓度高,可获得良好疗效。

(2)规则 在开始治疗的1~3个月内,每天用药(强化阶段),其后每周2~3次间歇用药(巩固阶段),与每日用药的效果一样好。

(3)适量 抗结核药大多都有肝毒性,而且这些药都需要长期服用,因此剂量过大,毒性也大;如果剂量过小,治疗效果又差,结核分枝杆菌又容易产生耐药性。

(4)联合 就是将两种以上的抗结核药同时服用,这样既可以使药效协同增加,又可以延缓细菌耐药性的出现,降低复发率。

(5)全程 即治疗结核病的疗程要足够长。疗程长短与初治或复发、与病情、与患者抵抗力都有关系。初治者一般采用6~9个月(强化)短期疗法;免疫功能低下及营养不良者,宜用12个月疗程;复发且有并发症者,宜采用 18～24 个月的治疗方案。

有些患者一经用药症状消失,自我感觉良好,就自作主张停药,其实这样做对身体极为不利。用药后的短时间内身体症状消失或好转,是体内的病菌被暂时控制住,但并未被完全消灭,此时停药,细菌又开始繁殖,前面用的药等于前功尽弃,且容易使细菌产生耐药性,使以后的治疗更加困难,病情更易反复。故治疗结核病一定要听从医生的安排,一定要用够疗程。

◆怎样预防肺结核

(1)切断传播途径　①提高公共卫生意识,不随地吐痰,实行分餐制。②不接触排菌结核病患者。③对患者咯的痰要消毒。

(2)接种卡介苗　按程序适时接种卡介苗,以增加特异性自动免疫能力。

/ 血吸虫病 /

◆什么是血吸虫病

血吸虫病是由于人感染了血吸虫而引起的一种寄生虫病。该病是一种人畜共患病,在我国法定管理的传染病中属乙类传染病。血吸虫病的主要传染源是血吸虫病患者或患病动物(病牛),人主要通过皮肤接触含尾蚴的疫水而感染。对人类健康有威胁的血吸虫有 5 种,在我国流行的是日本血吸虫病。

◆血吸虫病是如何传播的

血吸虫病的传染源主要是患者、病畜(牛、羊、犬等)及鼠类。感染了血吸虫的人或其他动物从粪便中排出虫卵,若虫卵进入水中,便会在水里孵出毛蚴,毛蚴能在水中自由游动,并钻入水中的钉螺体内发育成尾蚴,尾蚴再钻出钉螺,在水中自由游动。人们因生产劳动、生活用水、游泳等各种方式与含有尾蚴的水接触后,尾蚴便很快钻入人体皮肤,变成童虫,最终在人体肝、肠附近的血管里定居寄生,发育为成虫;成虫产卵、排卵……如此循环。因此,血吸虫病的传播必须具备3个条件:①带卵的粪便入水。②水中有钉螺的存在。③人接触疫水。

了解了血吸虫的生活规律及它是怎样进入人体内的,我们就可以在其中的某一个环节阻断它的传播途径,达到预防血吸虫病的目的。

◆哪些情况下容易发生血吸虫病

血吸虫病在一年四季都可能发生,但在气温较高的4~10月最容易流行。春天春耕、夏季游泳、秋季捕鱼时,人常常与水接触,容易发病。

人只要接触疫水都容易感染血吸虫病。一般来说,接触疫水的机会及次数越多,感染的可能性就越大。5岁以下的儿童感染率低,5岁以后感染率增加;成年人参加农业、渔业生产者感染率较高;就职业而言,渔民和稻区农民等因劳作接触疫水机会多,血吸虫病感染率较高。

◆血吸虫病有哪些表现

血吸虫病的表现多种多样,根据病程早晚、感染轻重、主要受损脏器及表现分为4型:

(1)急性血吸虫病　发生于夏、秋季(7~9月),男性青壮年与儿童居多。主要表现为:①发热。体温于午后开始逐渐升高,傍晚时达到高峰,至午夜出大汗而热退。重者体温达40℃以上,有意识迟钝、听力下降等症状,热退后患者感觉良好,各种抗生素治疗无效。②发病早期常有荨麻疹、血管性水肿及全身淋巴结肿大。③约有一半患者有腹痛、腹泻,有1/5患者排脓血便。④绝大多数患者有肝大及触痛。⑤可有咳嗽、气喘或胸痛。

(2)慢性血吸虫病　患者症状可有可无,轻者可无症状,或每日腹泻2~3次,粪内偶带少量血丝或黏液,粪便普查时可发现虫卵。重者可有腹痛、腹泻、里急后重、痢疾样粪便等,病程早期以肝大为主,尤以肝左叶显著,随着病程进展,脾逐渐增大。

(3)晚期血吸虫病　主要有以下3种类型:①巨脾型。脾大是晚期血吸虫病主要表现之一,同时伴有血液红细胞、白细胞和血小板明显减少等脾功能亢进。②腹水型。患者腹大如鼓,食欲不振,面色萎黄,消瘦苍老,常伴有下肢浮肿。③侏儒型。儿童因反复重度感染引起内分泌腺萎缩、功能减退等,表现为身材矮小,性器官不发育,睾丸细小,女性无月经。上述3型之间有交叉存在现象。

(4)异位损害　①肺吸虫病。血吸虫迷走或寄生于肺间质引起轻度咳嗽、痰少及胸部隐痛,依据X线检查、大便检查、虫卵阳性可确诊。②脑型血吸虫病。这种情况发生率很低。临床表现为脑膜脑炎、癫痫等。

◆治疗血吸虫病主要用什么药

治疗血吸虫病目前主要用吡喹酮,该药具有杀虫效果好、毒性低、疗程短、口服方便、安全性高、价格便宜等优点,对各型血吸虫病均有良好的疗效。

◆怎样预防血吸虫病

(1)控制传染源　在流行区,每年对患者、病畜进行普查普治。

(2)切断传播途径　①加强粪便和水源管理,粪便采用无害化处理。②灭螺。

(3)个人防护　必须涉水时,可穿戴防护用具,如戴手套,穿尼龙防护裤、长筒胶鞋等。

/丝虫病/

◆什么是丝虫病

丝虫病是感染丝虫引起的寄生虫病,在我国法定管理的传染病中属丙类传染病。丝虫病由蚊子传播。

◆丝虫病是如何传播的

通过蚊虫叮咬传播。斑氏丝虫病主要传播媒介是淡色库蚊、致乏库蚊;马来丝虫病则以中华按蚊为主要传播媒介。

◆得了丝虫病有哪些表现

从丝虫幼虫侵入人体到发病为 4 个月至 1 年不等,丝虫进入人体后主要侵犯淋巴系统。

(1)急性期 ①急性淋巴结炎和淋巴管炎。多发生于下肢,常呈周期性发作,每月或数月 1 次,劳累可以诱发,夏、秋季多见。发病时伴有发热,体温 38～39℃,常先有腹股沟淋巴结肿大,然后沿大腿内侧淋巴管有一红线,自上向下蔓延发展,当炎症波及皮内毛细淋巴管时,局部皮肤出现一片弥漫性红肿、发亮,有压痛及灼热感,俗称"流火",一般持续 2～3 天可自行消退。②丝虫热。表现为周期性突然发生寒战、高热,一般 2～3 天热退;有些人仅有低热而无寒战,有时伴有腹痛。③精囊炎、附睾炎及睾丸炎。表现为发热及一侧自腹股沟向下蔓延的阴囊疼痛,并放射到大腿内侧。④肺嗜酸性粒细胞浸润症。表现为畏寒、发热、咳嗽、哮喘及淋巴结肿大。

(2)慢性期 ①淋巴水肿。②睾丸鞘膜腔积液。③乳糜尿。④象皮肿。⑤女性乳房的丝虫结节。

◆怎样治疗丝虫病

治疗丝虫病的首选药物为乙胺嗪（海群生），对微丝蚴及成虫均有杀灭作用，但服药后反应较重，故凡有严重心、肝、肾疾病，活动性肺结核，急性传染病，怀孕3个月内或8个月以上的孕妇应缓用或禁用药。乙胺嗪杀死微丝蚴后释放的异体蛋白可引起过敏反应，如发热、关节酸痛等；药物作用于成虫时，可出现淋巴系统反应，如淋巴管炎、淋巴结肿痛等。

呋喃嘧酮对成虫及微丝蚴均有杀灭作用，可作为乙胺嗪的补充药。

丝虫病虽然对生命威胁不大，但不及早治疗，任病变发展，终至发生象皮肿，患者完全丧失劳动能力，且顽固持续性的乳糜尿也对人体危害较大，故发现丝虫病一定要及时治疗。丝虫病的治疗一定要听医生的安排，因为治疗丝虫病用药后反应较重，且治疗是一个长期反复的过程，其间如若出现不适及时看医生，以便调整用药。

◆怎样预防丝虫病

目前还没有能够预防丝虫病的疫苗，故预防丝虫病的关键是要提高大家的卫生意识，要注意环境卫生，管理好污水、垃圾等，消灭蚊虫滋生地，使用药物灭蚊，加强个人防蚊措施，切断丝虫病的传播途径。普查普治，流行地区全民服用乙胺嗪为控制传染源的较好措施。

/ 包虫病 /

◆什么是包虫病

包虫病又称棘球蚴病,是由棘球绦虫的幼虫寄生于人或动物体内引起的人兽共患寄生虫病。在我国法定管理的传染病中属丙类传染病。在我国有细粒棘球蚴病和多房棘球蚴病两种包虫病。棘球蚴(包虫)主要侵犯肝脏,其次为肺,脑与骨骼等偶尔也可被侵犯。

包虫病是人兽共患病,也是动物源性疾病,分布于全球,主要流行于牧区和半牧区。我国以新疆、甘肃、宁夏、青海、内蒙古、西藏、四川西北部、陕西为多见。与狗接触密切的牧民、农民容易发病,大多数人在儿童期感染,至青壮年期才出现明显症状。

◆包虫病是怎样传播的

直接感染主要是由于人与流行区狗密切接触,狗皮毛上的虫卵污染人的手指,经口感染。此外,粪便中的虫卵污染蔬菜或水源,也可导致感染,尤其是人狗共饮同一水源时,更容易被传染。

◆得了包虫病会有哪些表现

包虫病可在人体内存活数年至数十年不等。临床表现根据寄生部位、囊肿大小及有无并发症而异。

肝包虫病(肝棘球蚴病)最常见,肝右叶较肝左叶多见,主要表现为右上腹或上腹部可以摸到较坚硬的肿块,无疼痛,随着包囊逐渐增大可出现肝区隐痛不适,偶尔可因压迫肝血管、胆管而出现脾大、腹水及黄疸。肝包虫病主要的并发症为包囊的破裂和感染,诱发因素为外伤或穿刺。发生感染时可出现发热、肝区疼痛、肝大与血液白细胞增多,酷似肝脓肿;发生破裂后,大量囊液进入腹腔或胸腔而引起过敏性休克,而囊液中的棘球蚴可移植到胸腔、腹腔引起继发性包虫囊(棘球蚴囊)肿。

肺包虫病(肺棘球蚴病)以右肺较左肺为多,下中叶较上叶多。肺包虫囊逐渐变大则可引起胸痛、咳嗽、白痰等症状。肺包虫囊穿破支气管时,患者突然发生阵发性呛咳,呼吸困难,咯大量水样痰,偶尔引起窒息。并发感染时,患者有发热、咯脓性痰等症状。

脑包虫病(脑棘球蚴病)发病率较低(约1%),儿童较多见,常伴有肝包虫病与肺包虫病,表现为头痛、呕吐、视力模糊等,常有癫痫发作。

◆怎样治疗包虫病

包虫病的主要治疗措施为手术切除加药物治疗。肝包虫囊、肺包虫囊,尤其是巨大包虫囊,以采取手术摘除为主,手术前后均应用药物治疗。阿苯达唑(丙硫咪唑,肠虫清)是治疗本病的首选药物。长期服药可使包虫囊缩小,甚至消失,并可防止手术中播散及手术后复发。阿苯达唑毒性很低,偶可引起白细胞减少或谷丙转氨酶一过性升高。动物试验该药有致畸性,故孕妇忌用。

包虫病患者也不需要隔离治疗,除手术者外,一般患者可按医嘱在家服药治疗。

◆怎样预防包虫病

包虫的虫卵对外界的抵抗力较强,它可在室温水中存活 7～16 天,在 0℃环境下生存 116 天,在蔬菜与水果中不易被化学杀虫剂杀灭。煮沸或在阳光下直射(50℃1 小时)才能将其杀灭。所以,管理好传染源对预防包虫病非常重要。要加强对狗的管理,不得将病羊的内脏(含有包虫囊)喂狗,病羊的内脏应深埋或烧毁,以防狗感染。在包虫病流行区,要给狗定期服药(阿苯达唑)。

切断消化道传播途径,重点在于加强饮食卫生和个人卫生,避免与狗密切接触。养成饭前便后洗手、不喝生水的习惯,生食蔬菜、瓜果要洗干净。

/麻风病/

◆什么是麻风病

麻风病是由麻风分枝杆菌引起的慢性传染病。在我国法定管理的传染病中属丙类传染病。该病主要侵犯皮肤、黏膜和外周神经,晚期也可侵犯深部组织和器官。根据表现麻风病可分为 4 型,即瘤型、结核样型、界线类和未定类。我国麻风病以结核样型和未定类多见,瘤型较少。该病虽然很少引起死亡,但可导致肢体残废或畸形。

◆麻风病是怎样传播的

麻风病患者是唯一的传染源。由于瘤型和界线类麻风病患者的皮肤和黏膜病变部位麻风分枝杆菌多，传染性强，密切接触可被传染，不密切接触不会被传染；另外，患者的鼻黏膜分泌物排出体外后随空气进入健康人呼吸道也可能是一个重要传染途径。结核样型和未定类麻风病一般无传染性。婴儿麻风病主要是因为密切接触而受传染，一般来说，无先天性麻风病。

◆麻风病有哪些表现

麻风病从感染到发病一般需要 6 个月至 5 年。麻风病发生慢，病程长，主要侵犯皮肤、黏膜和外周神经。麻风病的特征：①瘤型麻风病。麻风病典型的临床类型。由麻风分枝杆菌引起皮肤结节、斑疹、丘疹等弥散性肉芽肿病变，可有"狮面"，边缘不清，表面油亮光滑，呈红色、红黄色、棕黄色。眉毛对称脱落。外周神经系统呈对称性受损，神经干粗大、较软，有明显的感觉障碍和闭汗。病程晚期可出现肌萎缩、畸形和残疾等后遗症。②结核样型麻风病。病变主要在皮肤，亦可累及外周神经，不侵犯内脏，早期皮肤出现斑疹，表现为浅色斑、红斑组成的环状或片状损害，表面干燥附鳞屑，皮肤损害局限且界限分明，周围神经由于细胞浸润变粗变硬，感觉功能障碍。晚期可发生勾手、垂足和兔眼等。该型的患者麻风菌素试验呈阳性。③界线类麻风病。兼有瘤型和结核样型的特点，但程度可以不同，能向两型分化。④未定类麻风病。各型麻风的共同早期临床表现，属麻风病的前期病变。麻风菌素试验大多呈阳性。

◆怎样防治麻风病

积极治疗麻风病患者是控制和消灭麻风病的一项重要措施。

因麻风分枝杆菌与结核分枝杆菌有相似的抗原性,故卡介苗也被用来预防麻风病。凡麻风菌素试验阴性者(尤其小孩),可接种卡介苗,直至结核菌素反应呈阳性。结核菌素反应阳性者不接种卡介苗。

治疗麻风病的药物有氨苯砜、利福平等。

/ 流行性腮腺炎 /

◆流行性腮腺炎是一种什么病? 它是怎样传播的

流行性腮腺炎中医称为"痄腮",是由腮腺炎病毒引起的一种急性自限性呼吸道传染病,也是常见病。其表现为腮腺非化脓性肿胀,疼痛伴有发热,并可延及身体的各种腺体组织或累及各种脏器,引起各种并发症。流行性腮腺炎在我国法定管理的传染病中属丙类传染病。

流行性腮腺炎一年四季均可发病。但以冬、春两季发病率较高,5~14岁儿童得这个病的最多。腮腺炎病毒是通过直接接触、飞沫、唾液污染餐具和玩具等途径传播的,在儿童集中或人群聚集处可形成暴发流行,患病后可有持久免疫力,第二次复发者罕见。

◆流行性腮腺炎有哪些表现

流行性腮腺炎的早期症状有些像一般的感冒,但起病比较急,有发热、畏寒、头痛、食欲不振、全身不适等表现。1~2天后可见一侧或两侧耳下部肿胀,以耳垂为中心,边缘不清,表面灼热,不发红,压之柔韧,有压痛,腮腺肿大时进酸性食物或张口咀嚼时疼痛。腮腺肿大1~3天时达高峰,然后再持续4~5天。多数患者无早期症状而以耳下部肿大为最早表现,少数患者有短暂的早期症状,成人患者一般症状较重。

◆流行性腮腺炎会有哪些并发症

(1)神经系统并发症 无菌性脑膜炎、脑膜脑炎、脑炎是常见的并发症,多见于儿童患者,男孩多于女孩。多在腮腺肿大后1周内出现,症状与其他病毒性脑炎相似,头痛、呕吐等急性脑水肿表现较明显,一般都能痊愈,个别患者也可导致死亡。

并发耳聋是因为听神经受累所致,发病率不高,但可成为永久性和完全性耳聋,约75%为单侧性,故对生活影响较小。

(2)生殖系统并发症 ①睾丸炎。主要见于男性青年或成年患者,多发生于腮腺肿大后1周,主要表现为突然高热、寒战、睾丸胀痛,亦可在腮腺肿大前或与腮腺肿大同时发生,病变常为一侧,有可能影响以后的生育。②卵巢炎。常见于成年女性患者,主要表现为下腰部酸痛、月经失调等,症状较轻,不影响生育。

(3)胰腺炎 约见于5%成人患者,儿童少见。常发生于腮腺肿大后3~7天,主要表现为上腹部剧痛,伴有呕吐、发热、腹胀等,也是一个比较严重的并发症。

(4)心肌炎 4%~5%患者并发心肌炎,多见于病程的第5~10天,主要表现是心跳快或变慢,面色苍白,严重者可致命。心肌炎可与腮腺肿大同时发生或在恢复期发生,这也是个较严重的并发症,应对其提高警惕。

◆怎样护理和治疗流行性腮腺炎

得了流行性腮腺炎后要及时就医,一是要隔离患者,以防传染他人;二是要防治并发症。治疗原则有以下几个方面:

(1)中药治疗 中药对流行性腮腺炎有很好的治疗作用。普济消毒饮(酒炒黄芩、玄参、牛蒡子各9克,连翘、板蓝根各12克,酒炒黄连、桔梗、柴胡、甘草各6克,陈皮、马勃、僵蚕、薄荷各5克,升麻3克)煎服;紫金锭或青黛散用醋调局部外涂,一日数次;也可用如意金黄散、木芙蓉叶各30克研末,菊花9克浸汁加蜂蜜适量拌匀,每日2次外涂。

(2)抗病毒治疗 可用干扰素、利巴韦林抗病毒治疗。

(3)对症治疗 对有并发症的患者,可针对不同病情对症处理。

得了流行性腮腺炎以后应与周围的健康人隔离,发热时应卧床休息,注意口腔清洁,常用清水或3%硼酸水漱口,多饮水。饮食以流质、易消化食物为宜,不宜吃酸性食物,以免引起腮腺疼痛。

◆怎样预防流行性腮腺炎

流行性腮腺炎的预防和其他呼吸道传染病的预防相似,主要以管理传染源、切断传播途径、保护易感人群为主。

因为流行性腮腺炎患者在早期即有传染性,故一旦确诊,要及早隔离患者直至腮腺肿大完全消退为止。流行性腮腺炎易感者,应避免与流行性腮腺炎患者接触。也可用麻腮风联合减毒活疫苗来预防流行性腮腺炎。

/风 疹/

◆什么是风疹

风疹是由风疹病毒引起的急性呼吸道传染病,冬、春两季发病较多,传染性比麻疹弱,可在幼儿园、学校、军队中流行,城市发病率高于农村。在我国法定管理的传染病中属丙类传染病。风疹的主要危害是孕妇在妊娠早期感染风疹后可引起胎儿先天性畸形。目前已有风疹疫苗,对预防发病和控制流行起着重要作用。

◆风疹是怎样传播的

患风疹的患者为传染源,在患者鼻咽部分泌物中含有大量风疹病毒,风疹患者在发病前5~7天和发病后3~5天均有传染性。风疹病毒在患者咳嗽、喷嚏、讲话时通过飞沫传播。孕妇患风疹后可通过胎盘使胎儿感染,从而引起流产、死产、早产或畸形。

◆风疹有什么表现

从风疹病毒进入人体到发病需要14~21天。发病后出现低热或中度发热,伴有流涕、喷嚏、头痛、咽痛、乏力、咳嗽、食欲不振;病初,可见软腭黏膜上有针尖大小红色斑丘疹,可融合成片,症状较轻;发热1~2天后出现皮疹,皮疹最早见于面部,1天内遍及全身,但手心、足底无皮疹,常是面部皮疹消退而下肢皮疹方才出现,部分患儿躯干部可见红润成片的融合皮疹,大约持续3天后皮疹消退,可有细小糠麸样脱屑,但无色素沉着;出疹时伴有耳后、枕部及颈后淋巴结肿大且有触痛,持续1周左右;年轻女性出疹时或出疹后几天内有多发性关节炎,常为对称性,最常累及的是近端指(趾)关节,顺序为掌指关节、腕关节、肘关节、膝关节、踝关节、足关节、肩关节及脊柱关节,特点是局部有红肿、疼痛、触痛及渗出,持续2周,很少留后遗症。

◆有无治疗风疹的特效药

目前尚无特效的抗风疹病毒药物,不过本病属于自限性疾病,患病后主要是加强护理,少数症状严重者可给予对症和支持治疗。

胎儿风疹综合征(先天性风疹综合征)患儿可长期带病毒,影响其生长发育,应早期检测视力、听力,以便及早治疗或进行特殊教育,以提高生活质量。

◆得了风疹怎么办

因为风疹为自限性疾病,目前又无特效药物,故患病后主要是休息和营养。风疹患者应卧床休息,多饮水,给予营养丰富、易消化、富含维生素的食物,如米汤、面汤、牛奶、豆浆、果汁等。高热时可采取物理降温(温水浴或冰袋降温)法,也可用对乙酰氨基酚(扑热息痛)或布洛芬等药物降温。

◆ 怎样预防风疹

（1）管理好传染源　风疹患者应隔离至出疹后 5 天。

（2）减少与风疹病毒接触的机会　由于风疹是经飞沫传播的,故在风疹流行期间尽量不到公共场所活动,减少感染机会。室内注意通风换气。特别是怀孕前 3 个月的妇女,更应避免与风疹或其他呼吸道感染患者接触,必要时佩戴口罩。

（3）保护性预防　对已明确接触过风疹患者的人,应于接触后 5 天内肌内注射人免疫球蛋白进行预防。孕妇若已确诊怀孕早期患过风疹,应终止妊娠,不愿或不能做治疗性流产者,则应立即肌内注射人免疫球蛋白。

（4）预防接种,主动免疫　采用风疹活病毒疫苗或麻腮风联合减毒活疫苗注射,保护率可达98%,免疫力可维持7~11 年。接种后仅个别人会有短期发热、皮疹、淋巴结肿大及关节肿痛。接种对象为 8 月龄至 12 岁儿童及育龄妇女,未孕妇女已证实无免疫力(风疹抗体阴性)而且能在接种后 3 个月内不怀孕者也可使用。

/ 新生儿破伤风 /

◆ 什么是破伤风? 什么是新生儿破伤风

破伤风是由破伤风梭菌侵入人体伤口,在厌氧环境下生长繁殖,产生嗜神经外毒素而引起的急性感染性疾病。在我国法定管理的传染病中属乙类传染病。破伤风梭菌广泛分布于自然界,在土壤及人与动物的肠道、粪便中都存在。新生儿破伤风是因破伤风梭菌侵入新生儿脐部,偶可由新生儿外伤处侵入而引起的感染性疾病。新生儿破伤风俗称脐带风。

◆新生儿破伤风有哪些表现

新生儿破伤风一般在出生后4~7天发病,故俗称"四六风""七日风",亦称"脐带风"。因为该病的主要表现是牙关紧闭,张口困难,故又称"锁口风"。

新生儿患病后先出现的症状是口不能张大,乳头不易塞入口中,哭闹;随后牙关紧闭,面部肌肉紧张,口角外牵,呈苦笑面容;上肢屈曲,下肢伸直,呈角弓反张状,肌肉持续收缩伴有强直性痉挛,但神志清楚;喉肌和呼吸肌痉挛可引起呼吸困难、窒息、青紫;膀胱和直肠括约肌痉挛可致尿潴留和便秘;肌肉痉挛可致体温增高,此期亦常并发肺炎和败血症。经合理治疗度过痉挛期,1~4周后痉挛逐渐减轻且间隔时间延长,能吮乳,完全恢复需要2~3个月。

◆怎样预防新生儿破伤风

接生时严格执行无菌操作。紧急情况下脐带剪可用2.5%碘酊消毒,待干后使用;结扎线亦应在碘酊中浸泡后使用。

分娩时脐带残端处理不当者,可在24小时内将残留脐带剪去一段,重新结扎,用3%过氧化氢或1:4000高锰酸钾溶液冲洗后涂以碘酊,并肌内注射破伤风抗毒素或破伤风人免疫球蛋白。

/急性出血性结膜炎/

◆急性出血性结膜炎是什么病

急性出血性结膜炎,是由肠道病毒70型和(或)柯萨奇病毒A24型所引起的结膜炎。在我国法定管理的传染病中属丙类传染病。该病曾在世界范围内呈周期性大流行,一般每隔3～4年出现一次大流行。患者为主要传染源,游泳池水被病毒污染后传染性很强,该病还可经过手、毛巾、眼科器械、昆虫等传播。该病好发于夏季,发病急,传染性强。

◆得了急性出血性结膜炎有哪些表现

该病潜伏期短,一般24小时左右,最长不超过3天。起病急,开始为双眼,也可为单眼,但迅速发展为双眼。迅速出现眼睑肿胀,结膜充血(眼红),自感眼睛刺痛、畏光、流泪,分泌物初起为浆液性,以后变为黏液纤维素性。2～3天后可出现典型表现——结膜下出血,但出血程度不等。儿童病程较短,一般2～3天,成人1～2周。一般愈后好,无后遗症。

◆怎样治疗急性出血性结膜炎

治疗急性出血性结膜炎主要是局部应用抗病毒滴眼液,如阿糖胞苷滴眼液、利巴韦林滴眼液等,这些药的效果都不错。如果合并细菌感染出现脓性分泌物,可加用抗生素类眼药水或眼药膏。

特别提醒:本病急性期禁止热敷或包眼,因热敷或包眼使眼局部温度升高,促使病毒复制,可加重病情。

◆怎样预防急性出血性结膜炎

患者应该隔离治疗,禁止去公共浴池及游泳池,用过的毛巾、手帕等要煮沸消毒。

在流行期间要做好个人卫生,不要用脏手揉眼或共用洗脸用具,接触患者后立即用肥皂或流水洗手。

/感染性腹泻病/

◆什么是感染性腹泻病

感染性腹泻病是指除霍乱、细菌性和阿米巴性痢疾、伤寒和副伤寒以外,由细菌、病毒及其他病原体引起的以腹泻为主要表现的一组肠道感染性疾病的统称。引起感染性腹泻病的细菌包括沙门菌、空肠弯曲菌等,诊断有赖于粪便培养出不同的病原菌。而轮状病毒、诺沃克病毒、肠腺病毒、冠状病毒等是造成感染性腹泻病,尤其是婴幼儿腹泻病的病毒性原因。感染性腹泻病在我国法定管理的传染病中属丙类传染病。

◆细菌性食物中毒与感染性腹泻病是什么关系

细菌性食物中毒是经口摄入被细菌及其毒素污染的食物而引起的急性感染中毒性疾病,亦属于感染性腹泻病的范畴。根据症状表现,细菌性食物中毒可分为胃肠型与神经型两大类。

(1)胃肠型食物中毒　多发生于夏、秋季,潜伏期短,于进食后数小时发病,且常为集体发病。其致病菌包括沙门菌、副溶血性弧菌、大肠埃希菌等。尽管引起胃肠型食物中毒的这些病菌不同,但症状表现相似,主要为呕吐、腹痛、腹泻等急性胃肠炎症状,这些症状通过治疗可在 1~3 天内消除。

(2)神经型食物中毒　又称肉毒中毒,是由于进食含有肉毒梭菌外毒素污染的食物而引起的急性中毒性疾病。容易被肉毒梭菌外毒素污染的食物包括罐头、香肠、腊肉、发酵豆制品、发酵面制品等。这种类型的食物引起的中毒常常是突然起病,以神经系统症状为主,先有全身乏力、软弱、头痛、头晕或眩晕,继而出现视力模糊、复视、瞳孔散大、眼肌瘫痪,重者可出现吞咽、咀嚼、发音等困难,甚至呼吸困难。患者体温一般正常,神志始终清楚,知觉存在,胃肠道症状较轻,可有恶心、便秘或腹胀,但腹痛、腹泻则少见。病情严重或抢救不及时,可在 2~3 天内因呼吸中枢麻痹而危及生命。

◆常见的感染性腹泻病有哪些

(1)轮状病毒性胃肠炎　发病高峰在秋、冬季节,故又称秋季腹泻,呈散发或小流行,经粪-口传播,也可通过气溶胶形式经呼吸道感染。潜伏期 1~3 天,多发生在 6 个月到 2 岁的婴幼儿,4 岁以上儿童少见。该病起病急,常伴有发热和上呼吸道感染症状,病初就有呕吐,常先于腹泻出现。大便次数多、量多、水分多,粪便呈黄色水样或蛋花样带少量黏液,无腥臭味,严重者伴有脱水和酸中毒。本病为自限性疾病,数日后呕吐渐停,腹泻减轻,不吃奶的患儿恢复更快,病程为3~8天,粪便镜检偶有少量白细胞。目前没有针对轮状病毒的治疗方法,对该病目前不主张应用抗生素。

(2)肠腺病毒性胃肠炎　该病好发于夏、秋季节,主要侵犯5岁以下儿童,可经呼吸道和消化道传播。主要表现为腹泻,每日数次至数十次,为稀水便,约2/3患儿呕吐,2/5患儿发热在38℃以上,偶有病情严重者可引起脱水死亡。

(3)诺沃克病毒性胃肠炎　该病好发于寒冷季节,儿童或成人都可能发病,主要传播途径是粪-口传播,易造成流行,该病在婴幼儿中不如轮状病毒性胃肠炎多。大多数人突然起病,出现恶心、呕吐、腹痛、腹泻,部分患者有发热、寒战、头痛、肌肉痛,粪便呈黄色水样,每日3~4次,很少引起脱水,大多数患者能自愈,但年老体弱者病情严重可危及生命。

常见非法定管理传染病

/ 水痘和带状疱疹 /

◆水痘与带状疱疹是不是一种病

水痘与带状疱疹是由同一种病毒,即水痘－带状疱疹病毒所引起的两种不同表现的疾病,简单地说是一种病毒引起的两种病。首次感染表现为水痘,水痘症状消失以后,该病毒潜伏到人体的感觉神经节处,当人体受到某种刺激如受寒、发热、劳累、创伤时,潜伏的病毒被激活,引起带状疱疹。

◆水痘是怎样传播的

水痘虽不在法定管理的传染病之列,但却是一种很常见的传染病。

水痘是由水痘－带状疱疹病毒初次感染时引起的,患者是唯一的传染源,自出疹前1天至皮疹完全结痂为止,均有传染性。水痘主要通过飞沫传播和直接接触传播,亦可通过接触被污染的用具传播。妇女在妊娠早期患水痘,病毒可经胎盘传给胎儿,使胎儿出生后患先天性水痘综合征。

流行特点：①水痘虽一年四季均可发生，但以冬、春季多见。②接触过急性期患者、易感者与带状疱疹患者密切接触都能发生水痘。③水痘以儿童多见，6个月以下婴儿由于获得母体抗体，发病较少。④病后可获得永久性免疫。

◆水痘有哪些表现

典型水痘分为两期：

（1）前驱期　常无症状或症状轻微。年长儿童和成人可有畏寒、低热、头痛、乏力、咽痛、咳嗽、恶心、食欲减退等表现。

（2）出疹期　皮疹首先见于躯干和头部，以后延及面部及四肢，皮疹呈向心性分布，头部、躯干皮疹密集，四肢皮疹稀疏。在1～6天的出疹期内，皮疹相继分批出现，数目不一，少则2～3个，多则千计，年长儿童较年幼儿童的皮疹多，重者全身黏膜广泛密布，口、咽、结膜等黏膜部位可见小红色斑疹、小红色斑丘疹或疱疹、痂疹，最后至脱痂。疱疹瘙痒剧烈，为黄豆至粟粒样大小不一，先出的较大，而后则逐渐变小，壁薄不很圆，四周有红晕，疱浆初期透明，1～2天后疱浆微混浊，随之疱壁凹陷呈脐状，再过1～2天结痂，数天后痂皮干燥脱落。淡黄色疱疹及浅表溃疡疼痛显著，1～3天内愈合。

水痘在脱痂后一般不留瘢痕。如因挠抓或污染而致继发性感染者，病变区结痂可持续数月，偶可留下小麻点或瘢痕。

◆水痘容易和哪些病相混淆

（1）带状疱疹　老年人较多见，疱疹常沿一定的神经走行呈带状分布，不对称，局部灼痛明显。

（2）脓疱疹 带发于鼻唇周围或四肢暴露部位，初为疱疹，继成脓疱，最后结痂，但脓疱不分批出现，无全身症状。

（3）丘疹样荨麻疹 系皮肤过敏性疾病，婴幼儿多见，四肢、躯干皮肤分批出现红色丘疹，顶端有小疱，周围无红晕，不结痂。

◆水痘患儿需隔离多久

对水痘患儿的隔离时间应自发病之日起，至疱疹结痂止。但有些家长在孩子得了水痘后仍让孩子去上学，这样做是不对的。水痘是呼吸道传染病，主要经飞沫传播和直接接触传播，孩子得了水痘仍去上学会将疾病传给其他的孩子。再者，孩子患病后身体不适，应让其适当休息，争取早日痊愈。让患水痘的孩子去上学，于己于人都没有好处。

◆如何护理水痘患儿

孩子得了水痘应当隔离治疗。发热期应让孩子卧床休息，给予易消化食物和注意补充水分。要保持皮肤清洁，避免挠抓疱疹处导致继发性感染。出现皮肤瘙痒者可用炉甘石洗剂涂抹，疱疹破裂后可涂甲紫溶液或抗生素软膏。

◆治疗水痘要注意什么问题

治疗水痘早期可用阿昔洛韦，已证明此药对水痘有一定疗效，目前是治疗水痘－带状疱疹病毒感染的首选抗病毒药物。每日 600～

800 毫克,分次口服,疗程 10 天。如皮疹出现 24 小时内进行治疗,则能控制皮疹发展,加速病情好转。

患水痘继发细菌感染时应及早使用抗生素。因合并脑炎出现脑水肿者应采取脱水治疗,但要注意,治疗水痘不能使用糖皮质激素。

◆ 如何预防水痘

预防水痘首先应隔离患者,呼吸道隔离至患者全部疱疹结痂,患者用过的物品可用煮沸或日晒等方法消毒。对于免疫功能低下者、使用免疫抑制剂治疗者、孕妇等,如有与水痘患者接触史,可使用人免疫球蛋白 0.4 ~ 0.6 毫升/千克或水痘 - 带状疱疹免疫球蛋白 0.1 毫升/千克,肌内注射,可减轻病情。

◆ 什么是带状疱疹

带状疱疹与水痘是由同一种病毒引起的,只不过水痘在儿童中多见,而带状疱疹多见于成人。

带状疱疹的主要表现是沿身体单侧周围神经分布的簇集性小水疱。发生部位为上身的侧面,沿肋间神经分布,其次疱疹沿三叉神经第一分支分布区分布,可引起角膜炎、结膜炎等,严重时可致失明。带状疱疹局部有较明显的疼痛。

水痘和带状疱疹主张早期应用阿昔洛韦药物治疗。但它们都属于自限性疾病,即使不治疗,多数人也可痊愈。因带状疱疹疼痛明显,治疗主要是针对症状,可用阿司匹林、安乃近等解热镇痛药,在患处涂阿昔洛韦乳膏可缩短病程和神经痛的持续时间。

带状疱疹的预防与水痘基本一致,那就是避免与水痘或带状疱疹患者接触。

带状疱疹的病程一般为2周左右。

/肠绦虫病与囊虫病/

◆什么是肠绦虫病

肠绦虫病是各种绦虫寄生于人体小肠内所引起的寄生虫病。常见的有猪带绦虫(猪肉绦虫)和牛带绦虫(牛肉绦虫)两种。人是因进食含有活囊尾蚴的猪肉或牛肉而感染的。囊尾蚴在人的小肠中逐渐发育为成虫,即牛带绦虫或猪带绦虫。牛带绦虫与猪带绦虫均为大型绦虫,前者可长达4~8米,后者可长达2~4米。绦虫卵可随粪便排出体外。

牛带绦虫病主要流行于贵州、西藏、四川、广西、新疆、宁夏等地,呈地方性流行;猪带绦虫病多见于黑龙江、吉林、山东、河北、河南、云南等地,常为散发,以青壮年多见,男多于女。

◆肠绦虫病是如何传播的

患绦虫病的患者是该病的唯一传染源。患者从粪便中排出绦虫卵,牛或猪食入被人粪便污染的饲料或直接吞食人粪便后发生囊尾蚴病。病猪肉或病牛肉中就含有大量的囊尾蚴,含有囊尾蚴的猪肉又称"米猪肉"。人们如果生食或食入未煮熟的含有囊尾蚴的牛肉或米猪肉时,囊尾蚴便寄生在人的小肠内发育为成虫并排卵,污染环境。

◆肠绦虫病有哪些表现

自食入猪带绦虫或牛带绦虫的囊尾蚴到从粪中排出虫体节片需要2~3个月,肠绦虫病症状轻微,发现粪便中有白色带状妊娠节片常为最初的唯一症状。半数患者常有上腹隐痛,少数人可有消瘦、乏力、食欲亢进等,偶有神经过敏、磨牙、失眠等神经系统症状。因牛带绦虫与猪带绦虫均为大型绦虫,当其在小肠扭转成团时,可引起肠梗阻。

绦虫病一般经治疗效果良好,但猪带绦虫并发脑囊虫病时预后较差,严重者可致死。

◆怎样治疗肠绦虫病

主要采用药物驱虫治疗,常用的药物有吡喹酮和甲苯达唑,疗效显著。有一些民间验方效果也很不错,不妨一试。

南瓜子与槟榔:①槟榔,成人60~100克,10岁以下儿童用30克或更少,妇女或瘦小者用50~60克即可。将槟榔切片放入锅中,加500毫升水煎1小时,浓缩至150~200毫升,为1次量。②南瓜子75~120克,炒熟后去壳,研成细粉直接服用;或先加少量水煮后再服。服法:晨起空腹先服南瓜子粉,2小时后再服槟榔煎剂,半小时后再服50%硫酸镁溶液40~50毫升,一般在3小时后即可有虫随大便排出。

用槟榔治疗猪带绦虫病的效果比对牛带绦虫病好,即使单独使用疗效也不错。单用南瓜子治疗牛带绦虫病效果却不好,须与槟榔合用疗效才会提高。

◆什么是囊虫病

囊虫病又称囊尾蚴病、猪囊尾蚴病,是猪带绦虫的幼虫(囊尾蚴或称囊虫)寄生于人体各组织所致的寄生虫病。人可因误食猪带绦虫卵而被感染,亦可因身体内有猪带绦虫寄生而产生自体感染。绦虫的囊尾蚴主要寄生在皮下组织、肌肉和中枢神经系统,以寄生在脑组织者最为严重。

该病为我国北方主要的人畜共患的寄生虫病,以东北、西北、华北、西南等地较多。

囊虫病与肠绦虫病都是由绦虫的囊尾蚴引起的,但二者却又有不同之处。肠绦虫病是因绦虫的囊尾蚴进入人体后在肠道内生长发育,导致人生病;而囊虫病则是绦虫的囊尾蚴进入人体肠道后又进入血液,并随血液播散在人体各器官或肌肉存在而引起一系列症状。

◆囊虫病是如何传播的

(1)传染源 猪带绦虫患者是该病唯一的传染源。

(2)传播途径 ①异体感染,亦称外源性感染,是由于个人卫生和饮食卫生习惯不好致使虫卵经口感染。②自体感染。因体内有猪带绦虫寄生,可通过不洁的手把自体粪便中的虫卵带入口内受感染,称为自体体外重复感染;或因呕吐反胃,使肠内容物反流入胃和十二指肠,绦虫卵经胃、肠液消化后,孵出六钩蚴,六钩蚴可钻过肠壁进入血管被输送至全身各部,称为自体内重复感染。经过10周左右,在组织内发育成感染性幼虫,呈乳白色透明囊泡,可存在于肌肉内,也可存在于脑实质等处,使人产生相应的症状。

◆囊虫病有哪些表现

囊虫病的表现与其寄生的部位有关。常见的有脑、眼、皮下及肌肉囊尾蚴病。

(1)脑囊尾蚴病　本病又称脑囊虫病。潜伏期长,从数月至10年不等,但大多数人在5年内发病。如果绦虫的囊尾蚴侵犯脑实质,可导致癫痫大发作,全身抽搐,也可发生局部抽搐,如四肢或面部抽搐。囊尾蚴位于脑室或脑膜者,主要表现为头痛、呕吐、颈强直等,还可导致痴呆、失明等,严重者死亡。

(2)眼囊尾蚴病　多发生于单眼,绦虫的囊尾蚴位于视网膜可引起视力减弱。

(3)皮下组织及肌肉囊尾蚴病　大约有1/2的患者有皮下绦虫的囊尾蚴结节,在患者的皮肤下可触到豌豆大小的疙瘩(结节),硬若软骨,常分批出现,少者1~2个,多者成百上千,多位于躯干部和头部,大腿、上臂也不少见。肌肉有绦虫的囊尾蚴寄生,可出现四肢肌肉肥大,但却软弱无力,行动困难。

◆怎样治疗囊虫病

(1)药物治疗　除眼囊尾蚴病外,其他囊尾蚴病可采用药物治疗。主要药物是阿苯达唑和吡喹酮。如果眼囊尾蚴病采用药物治疗,可因绦虫的囊尾蚴在眼内死亡引起强烈炎症反应而加重视力障碍,甚至失明。晚期脑囊尾蚴病疗效较差,且易发生严重反应。

(2)手术治疗　眼囊尾蚴病应进行手术将绦虫的囊尾蚴摘除。脑室内绦虫的囊尾蚴引起急性脑脊液循环障碍者需要手术治疗。

◆怎样预防肠绦虫病和囊虫病

（1）管理传染源　在肠绦虫多发的地区要进行普查普治。防止猪与牛感染囊尾蚴病，变养猪放牧为圈养，注意饲料不被污染。及时治疗猪带绦虫病和猪囊尾蚴病，加强粪便管理。

（2）切断传播途径　加强肉类检疫，禁止出售含囊尾蚴的肉类，囊尾蚴在－10℃储藏5天即可死亡。肉食加工操作及饮食器具应将生肉与熟肉分开，避免污染。注意饮食卫生和个人卫生，养成饭前便后洗手的好习惯，不喝生水、不食生菜、不进食生肉或半生肉。

/莱姆病/

◆什么是莱姆病

莱姆病是由蜱传伯氏疏螺旋体引起的自然疫源性疾病。1975年在美国东北部康涅狄格州莱姆镇发生此病的流行。1980年此病被命名为莱姆病，并被确定其发生与硬蜱叮咬有关。1982年研究人员从蜱和患者的标本中分离出螺旋体，并命名为伯氏疏螺旋体。

◆莱姆病的流行趋势如何

该病发现于世界20多个国家，我国于1985年在黑龙江省海林县发现该病，此后在福建、河南、云南、北京等地相继有病例报告。

该病传染源为多种野生动物（鼠、鹿、兔、狐等）或鸟类，家禽和家畜等,近年来发现宠物狗也有可能成为传染源。传播媒介为全沟硬蜱。当携带病原体的硬蜱叮咬了人(尤其是在林区)后,这些人就会感染上莱姆病。患者仅在感染早期出现短暂的螺旋体血症,故作为传染源意义不大。

自伯氏疏螺旋体进入人体到发病需要 1 个月。该病侵犯人体多个器官和系统,可分为 3 期:①局部皮肤损害期。慢性游走性红斑是本病的主要临床特征,表现为在硬蜱叮咬处发生斑疹或丘疹,数天或数周后皮疹扩大,外缘鲜红色,中心部逐渐苍白,继之发生水疱坏死,局部有灼热或痒、痛感。单个发生红斑直径大于 5 厘米,还伴有发热、乏力、头痛、肌痛、关节痛、淋巴结肿大。此期平均持续7 天。②播散感染期。在起病 2 ~6 周后出现神经和心血管损害。神经损害常表现为脑膜炎、脑神经、神经根炎及末梢神经炎。心血管损害表现为心音低钝、心动过速和房室传导阻滞。③持续感染期。此期的特点为关节损害,多发生于 6 个月内,迟者可晚至 2 年,为大关节如膝、踝、肘关节受损,表现为关节肿胀、疼痛和活动受限。

患病后可从皮肤、淋巴结、血液、脑脊液、关节液中找到伯氏疏螺旋体,亦可用血清学反应或聚合酶链反应(PCR)检测,予以确诊。该病可用青霉素、头孢曲松钠等治疗。

◆ 如何预防莱姆病

莱姆病的预防主要在于自我防护,如进入林区、草地等疫区的人员要做好个人防护,防止被硬蜱叮咬。若发现硬蜱正在叮咬,可用乙醚等滴在硬蜱体上使其麻醉,这样比较容易地将硬蜱取下,取下的硬蜱不要用手捻碎,以防感染。硬蜱叮咬后预防性服用抗生素(如阿莫西林),可以达到预防的目的。该病的疫苗正在研制当中。

/ 军团病和军团菌肺炎 /

◆什么是军团病和军团菌肺炎

军团病是由军团杆菌引起的。通过吸入军团菌污染的尘粒、气溶胶而传播,表现为肺炎、流感样症状,肺部有实变体征,严重者有发绀,个别患者发生休克。军团菌肺炎是由军团杆菌引起的细菌性肺部炎症。

◆军团菌肺炎有哪些表现

军团菌肺炎潜伏期2~10天,半数患者有高热,常伴有干咳、头痛、胸痛、肌痛,咯痰不多,部分患者有咯血、恶心、呕吐、腹泻或相对缓脉。常见的肺外表现有胃肠、肝、肾和神经症状。最常见的神经症状是精神错乱、定向障碍。

军团菌肺炎的症状表现无特征性,军团菌培养相当困难,因此诊断也较困难,需要到医院做些检查,甚至边治疗边观察方可诊断。

◆治疗军团菌肺炎的有效药物有哪些

治疗军团菌肺炎有效药物是红霉素。最近研究表明,阿奇霉素已取代红霉素为首选药物。利福平和喹诺酮类如环丙沙星也是有效药物,常与红霉素类联合应用。一般不应该使用肾上腺皮质激素,否则易出现肺空洞死亡。

军团菌肺炎死亡率高,免疫低下者死亡率高达82%,常见死因是呼吸衰竭或休克,因此对高度可疑患者,可不等确诊先用阿奇霉素治疗,多数患者用药后 3 天内发热减轻,肺部浸润阴影一般在 2 周吸收,但完全吸收消退需 3～5 个月(不伴有肺空洞或脓胸者),25% 患者可有残余性肺部瘢痕。

/ 支原体肺炎 /

◆ 什么是支原体肺炎

支原体肺炎是由肺炎支原体引起的呼吸道感染和肺部急性炎症改变。肺炎支原体主要经呼吸道传染,也可经血行播散至全身各器官组织。该病常年皆可发生,但以秋、冬季多见,流行周期为 4～6 年,儿童和中青年多见,婴幼儿感染率也高达 25%～69%。

◆ 支原体肺炎有哪些表现

支原体肺炎的潜伏期 2～3 周,起病缓慢。主要表现为乏力、咽痛、头痛、咳嗽、发热、食欲不振、腹泻、肌痛、耳痛等。咳嗽多为阵发性刺激性呛咳,咳少量黏痰。发热可持续 2～3 周,体温恢复正常后仍有咳嗽。偶有胸骨后疼痛。肺外表现更为常见,如皮炎等。体格检查可见咽部充血,儿童偶可并发鼓膜炎或中耳炎,颈淋巴结肿大。胸部体检与肺部病变程度不相称,可无明显体征。

◆怎样治疗支原体肺炎

支原体肺炎的治疗与一般肺炎治疗原则相同,首选药物为红霉素、四环素,治疗效果比较好。胸部 X 线检查肺部阴影消失后停药。

/衣原体感染/

◆什么是衣原体

衣原体是一类能通过细胞滤器,有独特发育周期、严格胞内寄生的原核细胞型微生物。已知能引起人类发病的有沙眼衣原体、肺炎衣原体、鹦鹉热衣原体。

衣原体不耐热,在室温下迅速丧失传染性,如加热至50℃,30分钟即可将其杀死。

◆衣原体是怎样传播的

(1)传染源 感染衣原体的患者或动物,尤其是隐性感染者是本病的主要传染源。

(2)传播途径 ①直接或间接接触传播。如沙眼患者的眼分泌物中含有衣原体,直接接触患者或共用毛巾、脸盆等造成传染。②呼吸道传播。衣原体肺炎患者在咳嗽、打喷嚏、吐痰时,衣原体被排出体外,健康人与其近距离接触将衣原体吸入呼吸道造成传染。③性传播。洁身自好,避免不洁性生活。④垂直传播。新生儿衣原体感染多是由患病母亲造成的垂直传播。

◆衣原体可引起哪些疾病

目前已知衣原体可引起人体许多脏器的感染性疾病,如沙眼、结膜炎、鼻炎、中耳炎、肺炎、尿道炎、附睾炎、前列腺炎、宫颈炎、输卵管炎、直肠炎、心内膜炎、心肌炎、鹦鹉热等,故衣原体感染已引起人们的关注。

◆如何诊断和治疗衣原体感染

对衣原体感染的诊断主要依据患者的年龄、典型的症状表现、接触史,结合实验室检查,均能较容易地作出诊断。

衣原体病治疗并不困难,药物治疗首选四环素、多西环素、红霉素,但必须及时、足量、全程规范化治疗。对性传播的感染者,还须同时治疗其性伴侣,才能收到良好效果。

◆肺炎衣原体肺炎有哪些表现

肺炎衣原体肺炎多见于 5 岁以上儿童及成人。起病缓慢,一般症状较轻,常伴有咽炎、喉炎及鼻窦炎,多见咳嗽,并且持续时间长,可达 3 周,胸部听诊可闻及干湿啰音,胸部 X 线片无特异性改变,多见单侧下叶浸润,可并发胸腔积液。

◆沙眼衣原体肺炎有哪些表现

沙眼衣原体肺炎多见于 1～4 月龄婴儿,可由沙眼衣原体感染母亲后再垂直传播给婴儿。起病较缓慢,先有上呼吸道感染症状,鼻塞、流涕,多数无发热或仅有低热,以后出现呼吸增快及明显咳嗽。50% 以上病例伴有耳鼓膜外观异常,50% 伴有结膜炎,体格检查可闻及两肺细湿啰音或喘鸣音,胸部 X 线处呈广泛肺间质及肺泡浸润,常见过度充气。

◆鹦鹉热有哪些表现

该病的潜伏期为 5～21 天,起病较急,突然发热,体温 39～40℃,怕冷、寒战、头痛、大汗不止、恶心、呕吐,并伴有周身痛。多数患者咳嗽明显,干咳无痰,肺炎发病率高达 85%～90%。部分患者肝大、脾大、肝功能异常,偶可出现玫瑰色皮疹及结膜炎。

大多数患者热退后 1～3 周即可恢复,3 个月内又出现症状,即为复发,复发率约为 20%。

◆怎样治疗鹦鹉热

药物治疗首选四环素,常用量每次 0.5 克,每日 4 次口服,一般用药 48 小时,绝大多数患者均可退热,但必须继续服药 3～7 天,为防止复发可服药 21 天。其次为红霉素口服。

患者不能口服时也可用四环素或喹诺酮类药物静脉滴注。

◆什么是非淋菌性尿道炎

非淋菌性尿道炎是性传播疾病的一种。它有尿道炎的表现,但在尿道分泌物中查不到淋球菌,所以与淋菌性尿道炎不同。引起非淋菌性尿道炎的主要病原体有沙眼衣原体(占40%～60%)和解脲支原体(占20%～40%)。其他如阴道毛滴虫、单纯疱疹病毒和白念珠菌等,可能是少数非淋菌性尿道炎的病原体。

非淋菌性尿道炎是当今国内外最常见的性传播疾病之一,也可与淋病并发或交叉感染。该病的潜伏期男性为1～4周,女性为1～3周。

◆非淋菌性尿道炎有哪些表现

男性非淋菌性尿道炎症状较淋病轻,仅有尿道内刺痒或灼热感,偶有刺痛感,尿道口有分泌物,分泌物较淋病稀薄,多为清稀状或淡黄色,量较少。在长时间未排尿或晨起首次排尿前才流出少量分泌物,有时仅表现为内裤污染,有时无任何自觉症状。主要并发症为附睾炎、睾丸炎、输精管炎、前列腺炎、性功能障碍等。

女性患病后,症状不明显或无任何症状,如被感染引起尿道炎时,约有50%的人有尿频或排尿困难,尿道口有少许分泌物,但一般无尿痛或仅有轻微尿痛的症状。但麻烦的是女性的感染大都是在阴道内,所以最容易引起宫颈炎。患宫颈炎时白带增多,呈黏液脓性分泌物。有30%～40%的人可由子宫颈上行感染发展成子宫内膜炎,有8%～10%的人发展成输卵管炎,有的会引起盆腔炎、不孕、宫外孕等。

/埃博拉出血热/

◆什么是埃博拉出血热

埃博拉出血热是由埃博拉病毒引起的急性出血性传染病。该病发病突然,病死率高,于1976年首次在苏丹和刚果民主共和国(扎伊尔)出现。

◆埃博拉出血热有哪些表现

该病潜伏期为2~21天,急性起病,突发高热,伴有头痛、厌食、全身不适和结膜充血,2~3天后,出现恶心、呕吐、腹痛、腹泻等症状;数天后躯干部出现麻疹样斑丘疹,随后脱屑,以肩部、手心、脚掌部位多见,肾功能减退,极度衰弱;重症患者出血加重,皮肤、黏膜及内脏器官均有出血,以呼吸道、消化道出血为重,以结膜、鼻腔、阴道出血最常见,重症患者还可出现中枢神经系统功能紊乱,在死亡前进入昏迷状态。该病病程7~16天,恢复较慢,病死率高达50%~70%。

◆埃博拉出血热的传播途径有哪些

该病的传染源为埃博拉出血热患者,主要的传播途径是直接接触传播,其他途径有注射途径传播、空气传播和性传播。高危易感人群为医务人员、处理污物的清洁工、解剖人员或实验室工作人员、照顾陪护患者的家属。一般来说,成年人发病率高,女性发病多于男性。

该病目前尚没有特效的治疗办法，主要是对症处理和支持疗法。

近年来，我国与国外人员往来日益增多，在前往埃博拉出血热流行地区时，应提高警惕，根据其传播途径采取针对性的预防措施，保护好自己。

/传染性单核细胞增多症/

◆什么是传染性单核细胞增多症

传染性单核细胞增多症是由 EB 病毒（人类疱疹病毒 4 型）感染引起的急性自限性传染病。该病主要侵犯 B 淋巴细胞。患病后症状表现为发热、咽喉炎、淋巴结肿大、脾大、外周血淋巴细胞增多并出现异常淋巴细胞。病程多呈自限性，预后良好。但若有并发症，如无菌性脑膜炎、脑干脑炎、周围神经炎、心肌炎、急性肾炎、间质性肺炎等发生时，有一定危险。

◆传染性单核细胞增多症是怎样传播的

患者和病毒携带者是该病的传染源，病毒可以从口咽部排出并持续数周至数月。传播途径主要经口密切接触而传播（如接吻），飞沫传播也有可能，偶尔可经输血传播。

该病遍及全球，一年四季均可发病，以晚秋至初冬发病较多，通常呈散发性，偶尔可引起流行，多见于儿童和青少年，35 岁以上患者少见。一次得病后可获得较持久免疫力，第二次发病者罕见。

/ 手足口病 /

◆什么是手足口病

手足口病是由柯萨奇病毒 A 组和肠道病毒 71 型引起的发疹性传染病。主要表现为口腔出现皮疹或疱疹，通常出现于悬雍垂附近颊黏膜、牙龈和舌边；手部，特别是手掌和手指以及足底部也可能出现皮疹或疱疹，病情严重者可引起无菌性脑膜炎，甚至留有严重后遗症。该病主要发生于 10 岁以下儿童，也可感染青少年。该病遍布全世界，多为散发，也可暴发流行，全年均可发生，但在夏、秋季明显增多。

◆手足口病是如何传播的

患者和隐性感染者为该病的主要传染源，病毒随患者和隐性感染者的粪便排出，由污染的水、食物或手经口传播。病毒亦可随感染者的鼻、咽分泌物排出，通过呼吸道飞沫传播。

◆治疗手足口病有无针对性的药物

目前对该病毒尚缺乏有效药物，主要是对症治疗，可自行恢复。患病后要注意休息，进食高热量、高维生素、易消化食物，多饮水，注意皮肤及口腔卫生，防止发生继发感染。

◆怎样预防手足口病

患病后如伴有发热、腹泻或不适,应隔离休息。健康人不要与感染者接触,在流行期间尽量不到公共场所活动。饭前便后洗手,与患者接触后要洗手并消毒,患者用过的物品也要消毒。

/弓形虫病/

◆什么是弓形虫病

该病是由于感染了刚地弓形虫而引起的一种人畜共患病,可分为先天性弓形虫病和获得性弓形虫病两类。这两种情况在人体内多为无症状的隐性感染,一般均不引起严重后遗症。然而,发病者的临床表现极为复杂,常因感染的脏器不同而异,刚地弓形虫主要侵犯眼、脑、淋巴结和心脏等器官,可引起脉络膜视网膜炎、脑积水、小头畸形、脑钙化等。

因弓形虫病可致胎儿畸形,故妊娠早期若感染刚地弓形虫,最好做人工流产。

◆哪些人容易得弓形虫病

弓形虫病在世界各地均有发生,各国感染率高低不一,我国人群感染率为1%～47.3%。不同年龄的人均可感染,接触动物较多的人,如动物饲养员、屠宰工人、兽医等较易感染,尤其是与猫接触频繁,经常清理猫窝的人。值得注意的是随着人民生活水平的提高,养猫、狗等宠物的人越来越多,弓形虫病的发病率也随之升高。一般来说,只要患过一次弓形虫病,人体就具有了终身免疫力。

◆弓形虫病是如何传播的

弓形虫病的传染源主要是动物,如猫、狗、鼠、兔、猪、牛、羊、鸡、鸭、麻雀等,其中猫和猫科动物因其粪便中排卵囊数量增多且持续时间长,是本病最重要的传染源。弓形虫病患者对周围接触者无危险性。弓形虫病的传播途径有4种:

(1)消化道传播 经口食入被弓形虫卵囊污染的食物和水,或食入含有弓形虫包囊的肉而感染,亦可经未消过毒的奶制品和生鸡(鸭)蛋等传播。

(2)接触传播 家畜,如猫、狗、兔的粪便、唾液和尿液中有弓形虫卵囊,通过逗玩、被舔等密切接触,可经黏膜及损伤的皮肤而感染。

(3)输血及器官移植传播 患者的血及器官中均有弓形虫,可通过输血及器官移植传播。

(4)垂直传播 初次急性感染的孕妇,弓形虫可经胎盘传给胎儿,一般只传染一次,孕妇体内产生免疫后,即不易再传播疾病。

◆治疗弓形虫病主要用哪些药

该病的治疗主要是采用抗生素杀灭弓形虫,首选乙胺嘧啶和磺胺类药联合治疗。治疗期间注意检查血常规及尿常规变化,防止骨髓抑制及肾毒性出现。孕妇要慎用这两种药,以防畸胎发生,可用乙酰螺旋霉素治疗,因其在脏器和胎盘组织中浓度较高,毒性低,无致畸作用,适用于孕妇、脏器弓形虫病者和先天性感染者。

◆怎样预防弓形虫病

　　猫是弓形虫最常见的中间宿主,弓形虫寄生在猫的肠黏膜上,排出的卵囊能在泥土中存活一年半之久,但其不耐高温,80℃1分钟即可杀死弓形虫。在生肉、生鸡(鸭)蛋和未经消毒的牛奶、羊奶中均可发现弓形虫。因此,可采用以下措施预防弓形虫感染:①搞好环境卫生,防止水源和食物受污染。②孕妇和准备怀孕的妇女不应和猫接触。③食用的肉类(特别是羊肉和猪肉)、蛋、奶制品应煮熟。④整理花草,清洗蔬菜和水果,接触猫、泥土、生肉后应洗手,尤其是孕妇更应注意。

/寨卡病毒病/

◆寨卡病毒病是什么病

　　寨卡病毒病是由寨卡病毒引起的一种自限性急性传染病。寨卡病毒是正链单链 RNA 病毒,直径 20 纳米,通过蚊虫进行传播,主要在野生灵长类动物和栖息在树上的蚊子(如非洲伊蚊)中循环。被感染者的常见症状包括发热、皮疹、关节疼痛、肌肉疼痛、头痛等。其病情通常较温和,症状可持续 2~7 天。需要住院治疗的严重病情并不常见。

◆寨卡病毒病是如何传播的

患者、无症状感染者和感染寨卡病毒的非人灵长类动物是该病的主要传染源。蚊虫叮咬寨卡病毒感染者而被感染，其后再通过叮咬的方式将病毒传播给其他人。另外，该病还有垂直传播、性传播、血液传播等传播途径。易感者有明确的流行病史（比如，蚊虫叮咬，或者到已知存有寨卡病毒的地区旅行）、被蚊虫叮咬后一个潜伏期（可能数天）内，易感者发病。